턱관절은 교합이다

TMD? The Answer Is Occlusion!

턱관절은 교합이다

정 대 연

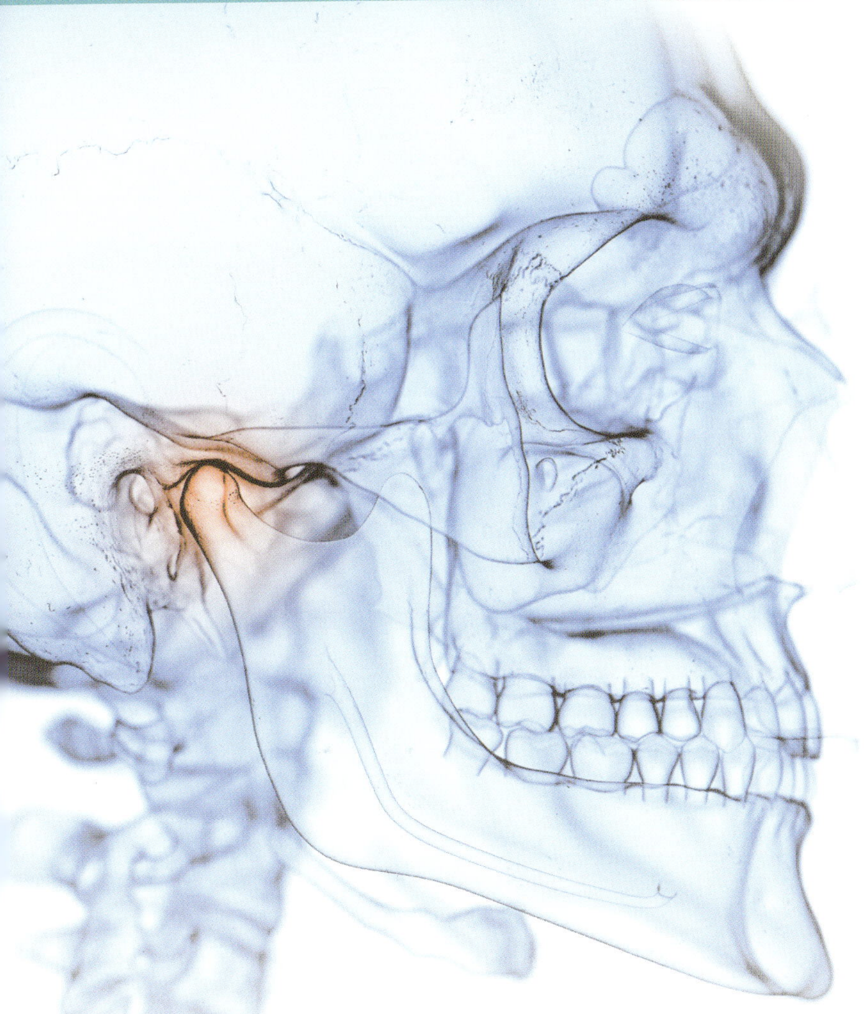

dh 대한나래출판사

DaehanNarae Publishing, Inc.

SK V1 Tower 1507
Younmujang 5 gagil 25, Sungdong-gu,
Seoul 04782, Korea
TEL: +82-2-922-7080
FAX: +82-2-922-0841
E-mail: nrpub@naver.com
Website: www.nrbooks.kr

턱관절은 교합이다

TMD? The Answer Is Occlusion!

발행일	2020년 8월 10일
저자	정대연
발행인	최용원
편집디자인	이은의
표지디자인	이은의
교정·교열	홍혜미
발행처	**대한나래출판사** (등록 제2012-000051호/1994.6.10)
주소	서울시 성동구 연무장 5가길 25, 성수역 SK V1 Tower 1507호 (성수동 2가 315-61)
전화	(02) 922-7080
팩스	(02) 922-0841
이메일	nrpub@naver.com
홈페이지	www.nrbooks.kr

ISBN 978-89-5741-737-9

정가 70,000원

저자 약력

정 대 연

(현) 익산 베스트치과 원장
치의학 박사
외래교수
원광치대 구강내과 대학원 졸업

군산치과임상연구회 회원
최병건 한국치과 BPS 세미나 수료
이주강 Chiropractic 세미나 수료
후지이 요시로우 Bi-digital O-ring test 세미나 수료
조경복 전신교합 SOT, CRA 세미나 수료
정청 Scenar 세미나 수료
이동주 교정세미나 수료
홍성우 교합세미나 수료
주지신 교합세미나 수료
이광근 NAT, NFR 세미나 수료

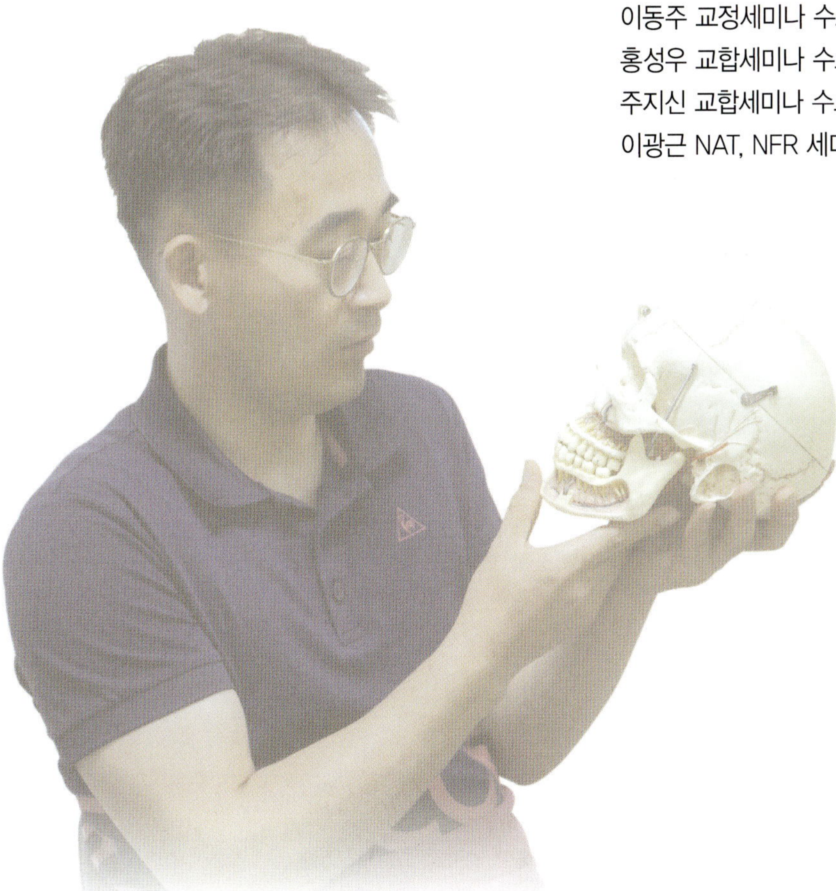

저자 서문

시대가 변하고 의료가 발전하면서 의료영역 간에도 새로운 분리와 융합이 일어나고 있다.
필요에 따라 새로운 분야가 나타나기도 하고,
이전에 있던 분야에서 서로 다른 의료진 간의 협진이 필요해지기도 한다.

치과의사 입장에서 예전에는 턱관절분야가 당연히 치과영역이라고 생각해왔다.
그러나 몇 년 전에 대법원에서 턱관절은 치과의사만 치료하는 분야가 아니고,
의사와 한의사도 턱관절치료를 할 수 있다는 판결을 내림으로써 의료분야에서
턱관절이 뜨거운 감자로 떠오르게 되었다.

물론 턱관절은 의사나 한의사도 관심을 가질 수 있고,
의학적으로 접근해야 할 부분도 있고 한의학적으로 접근해야 할 부분도 분명히 있다.

그럼에도 불구하고 턱관절치료를 의사나 한의사가 아니라
치과의사가 주로 해야 하는 이유가 있다.
바로 교합 때문이다.

턱관절장애를 일으키는 주요 원인이 교합이기 때문에
교합을 다루는 치과의사가 턱관절을 치료해야 하는 것이다.
의사, 한의사와 협진을 하되 치과의사가 주가 되어 교합을 중심에 놓고
턱관절을 치료해야 한다.

그러므로 우리 치과의사들은 턱관절과 교합과의 관계를 명확히 이해하여야 하며,
턱관절장애를 일으키는 교합을 수정함으로써
턱관절장애를 예방하고 치료하는 데 더 노력을 기울여야 한다.

이 책이 나오기까지 많은 지도편달을 해주신 주태훈, 장기석 원장님과 군치연 회원님들,
그 동안 저에게 많은 정보를 알려주신 턱관절과 교합분야의 거인분들께 깊은 감사를 드리며,
이 책이 앞으로 턱관절을 공부하는 여러 치과의사분들에게 조금이나마 도움이 되었으면 하는 바람이다.

2020년 6월

정 대 연

목차

턱관절 입문

1

CHAPTER

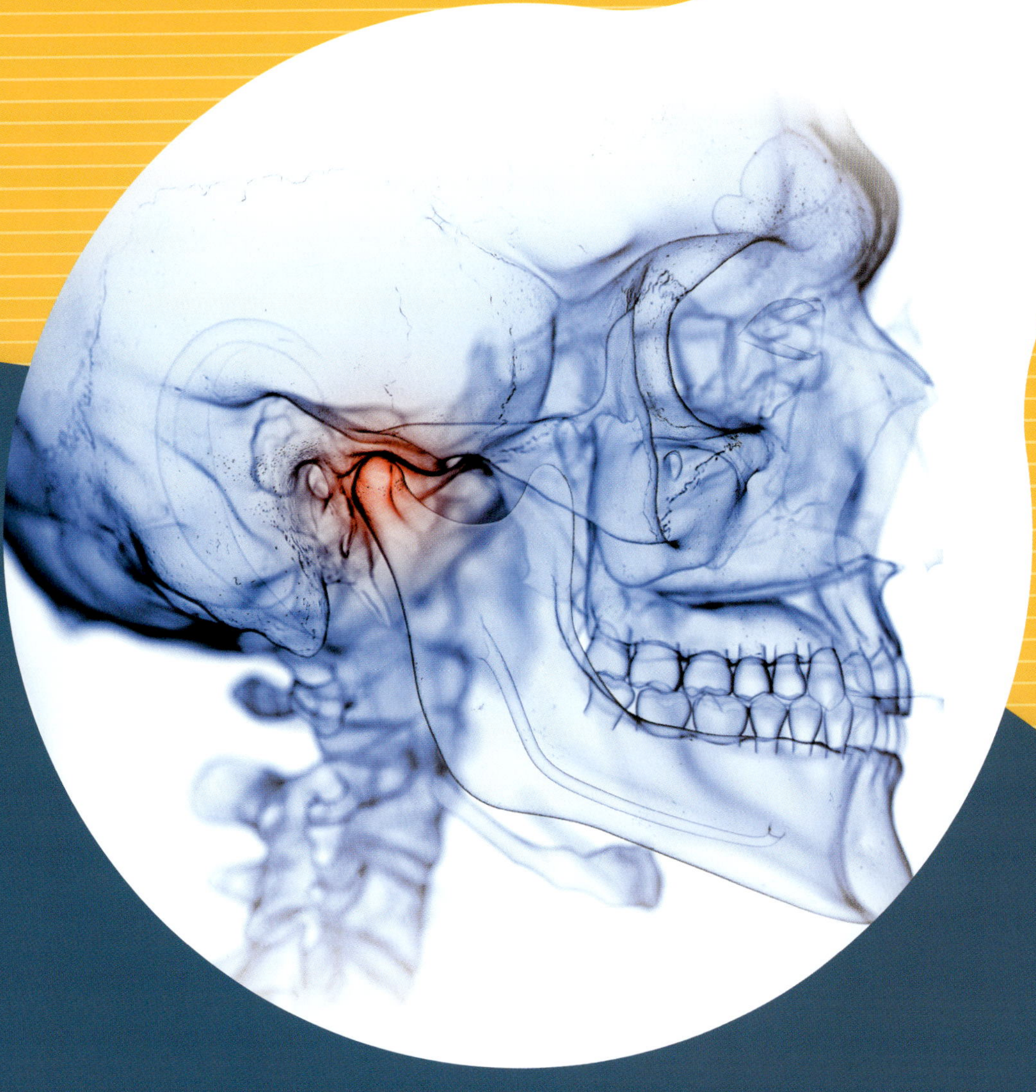

턱관절은 치과의사의 고유영역이지만 턱관절을 치료할 수 있는 치과의사는 극소수에 그치고, 턱관절 환자를 치료하는 방법에 대해 속시원하게 대답해주는 치과의사도 찾기 힘들다.

턱관절장애의 주된 원인이 교합에 있음에도 불구하고 턱관절장애를 이야기하는 치과의사들 대부분은 교합을 배제하고 턱관절을 이야기해 왔다. 그러니 턱관절의 원인을 명확히 짚지 못하고 턱관절은 점점 치과의사들로부터 멀어져갔다.

치과의사나 턱관절 환자 모두 명쾌한 치료나 효과있는 진료도 경험하지 못한 채 턱관절은 원인이 다양하고 어렵다는 이야기만 해왔다.

교합이 턱관절에 어떤 영향을 미치고 어떻게 턱관절장애를 일으키는지에 대해 이해하고, 턱관절장애를 일으키는 교합을 정상교합으로 수정할 수 있으면 턱관절장애는 쉽게 치료할 수 있다.

이 책에서는 그동안 학계에서 금기시되다시피 해왔던 턱관절과 교합의 상관관계에 대해서 이야기해보고, 나아가 교합을 치료함으로써 턱관절장애를 치료할 수 있는 턱관절 치료법 및 실제 턱관절 임상에 대해 기술하였다.

턱관절장애의 원인은 다음의 3가지로 압축된다.

① 과다교합력

② 편측 저작

③ 저작계 조화 불균형

턱관절장애의 주요 증상은 다음과 같다.

① 소리, 통증, 개구장애

② 두통, 목과 어깨 통증, 이명, 시린 이

턱관절장애의 주요 치료법은 다음 3가지이다.

① 스플린트

② 보톡스

③ 교합치료

1 턱관절 해부학

다음의 그림들은 턱관절을 공부하기 위해 알아야 할 턱관절을 구성하고 있는 골, 근육, 관절원판, 인대, 혈관, 신경 등에 대한 기본적인 사항들이다.

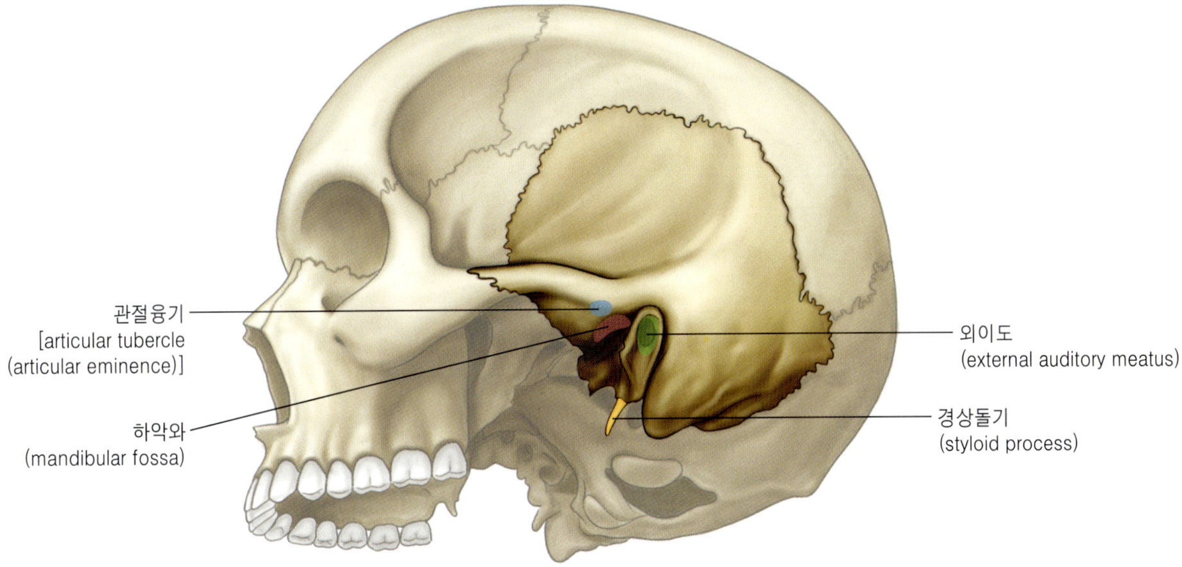

그림 1-1

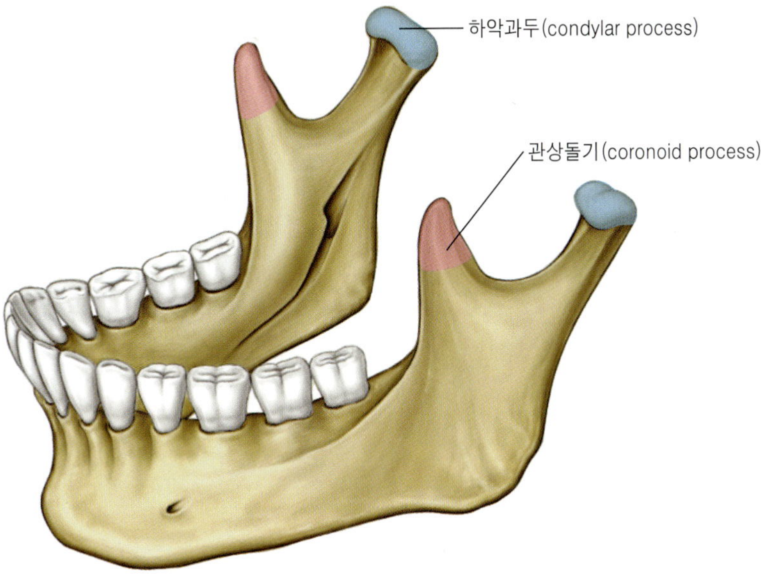

그림 1-2

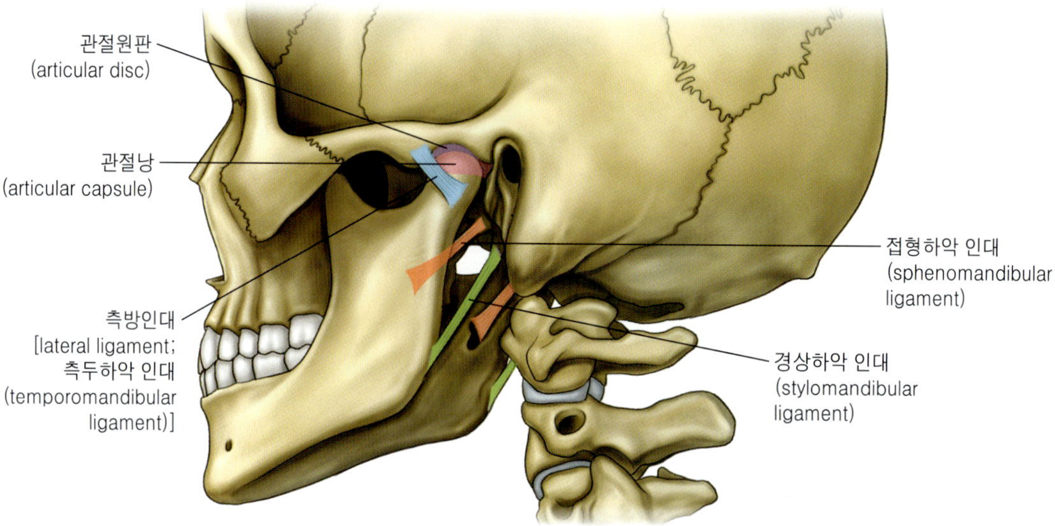
관절원판
(articular disc)
관절낭
(articular capsule)
측방인대
[lateral ligament;
측두하악 인대
(temporomandibular
ligament)]
접형하악 인대
(sphenomandibular
ligament)
경상하악 인대
(stylomandibular
ligament)

그림 1-3

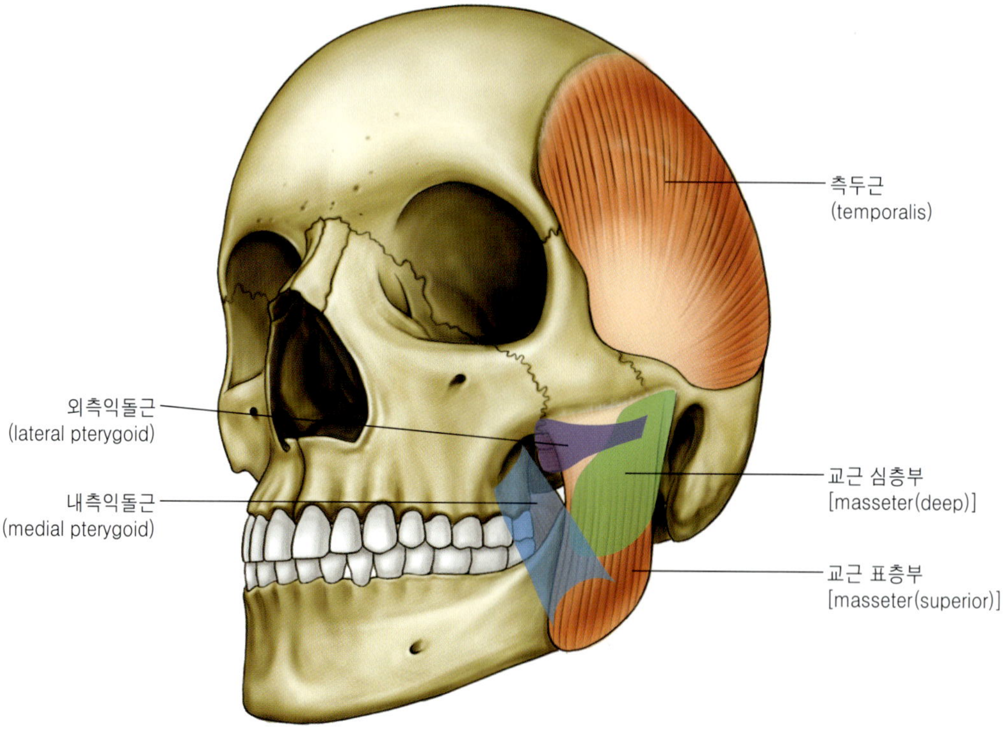
측두근
(temporalis)
외측익돌근
(lateral pterygoid)
내측익돌근
(medial pterygoid)
교근 심층부
[masseter(deep)]
교근 표층부
[masseter(superior)]

그림 1-4

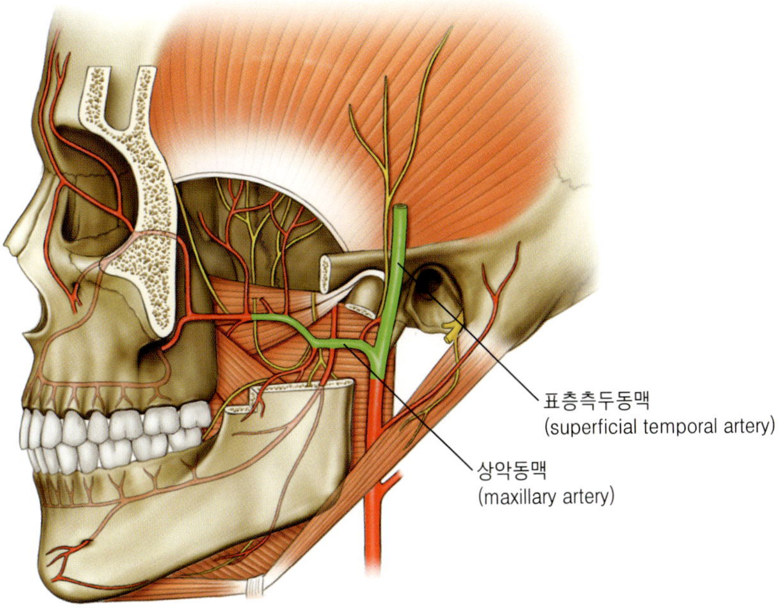

그림 1-5. 경동맥(carotid artery)의 가지(branch)인 교근신경(masseteric nerve)과 표층측두동맥이 턱관절에 혈액을 공급해 준다.

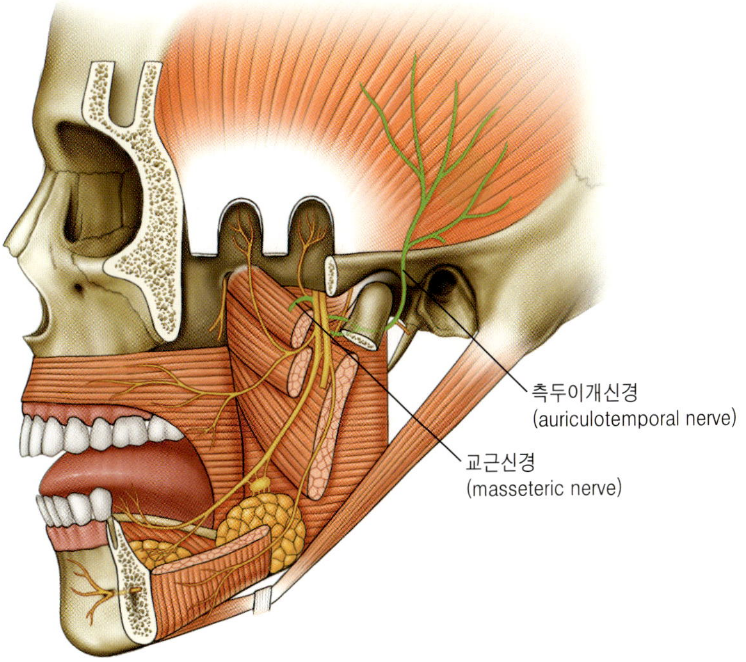

그림 1-6. 삼차신경의 하악신경(mandibular nerve)의 가지인 측두이개신경과 교근신경이 턱관절 부위에 신경감각을 제공한다.

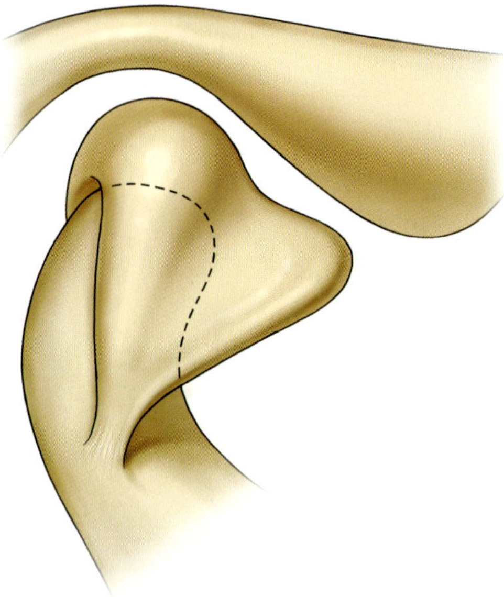

그림 1-7. 관절원판의 모양을 3차원으로 이해하자.

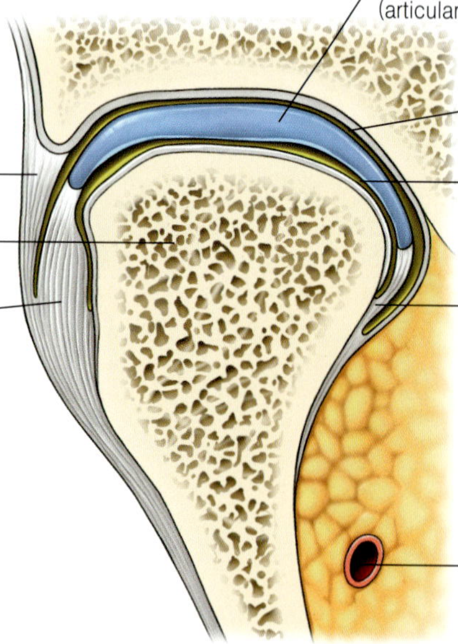

그림 1-8. 전두면(frontal view). 하악과두, 관절원판과 상관절강, 하관절강, 관절낭, 외측방 원판 부착, 내측방 원판 부착이 보인다.

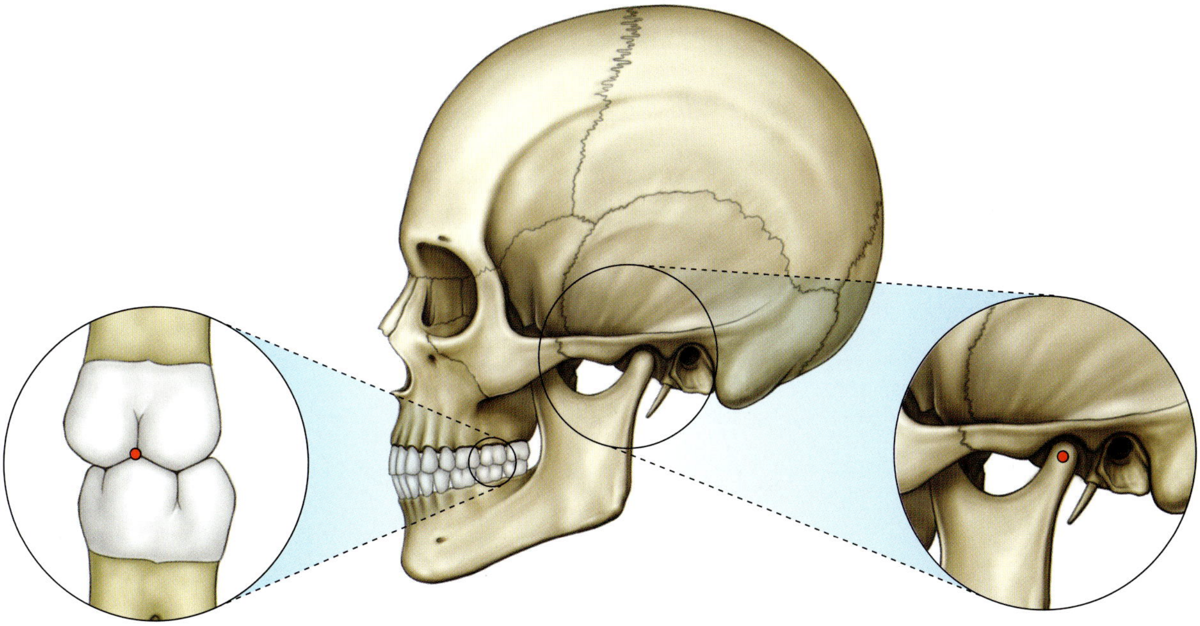

그림 1-9. 턱관절, 저작근, 치아교합은 상관관계가 있다.

2 턱관절 기본용어

턱관절장애를 이야기할 때 통용되는 기본용어들은 다음과 같다.

1) 편위(deviation)

2) 편향(deflection)

3) 부드러운 종말감(soft end feel)

4) 딱딱한 종말감(hard end feel)

5) 정복성 관절원판 변위(disc displacement with reduction)

6) 비정복성 관절원판 변위(disc displacement without reduction)

7) 단순관절음(clicking)

8) 거대관절음(popping)

9) 염발음(crepitation)

1) 편위(Deviation)

- 개구 시 개구로의 변위가 일어나지만 최대개구 시에는 정상적인 중심관계가 회복된다.
- 개구로가 지그재그로 개구된다.
- 하악과두의 회전운동과 활주운동 모두 일어나고 최대개구가 된다.

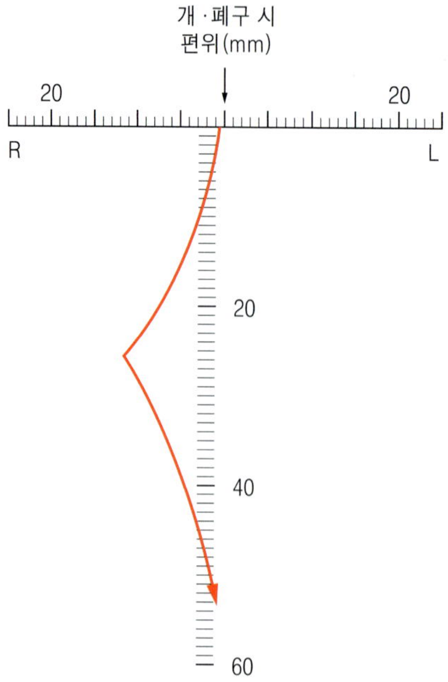

그림 1-10

2) 편향(Deflection)

- 개구가 진행될수록 하악이 한쪽으로 변위되어 점점 중심에서 멀어진다.
- 하악과두가 회전운동만 일어나고 활주운동은 일어나지 않으므로 최대개구가 되지 않는다.

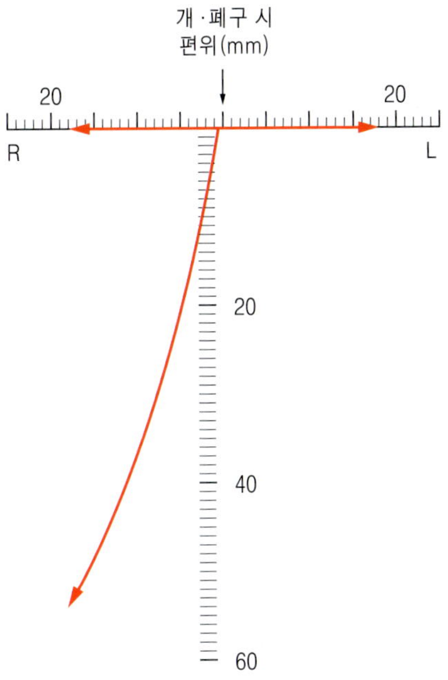

그림 1-11

3) 부드러운 종말감(Soft end feel)

- 근육 통증 때문에 개구제한이 있지만 수동적 개구를 시키면 최대개구가 된다.

4) 딱딱한 종말감(Hard end feel)

- 개구 시 관절원판이 전방 변위된 상태로 걸려 있어서 하악과두의 활주운동을 방해한다. 그러므로 수동적으로 개구를 시켜도 더 이상 개구가 되지 않는다.

5) 정복성 관절원판 변위(Disc displacement with reduction)

- 관절원판이 변위되어 있다가 개구 시 하악과두의 활주운동이 일어나면서 정상위치로 회복된 후, 폐구 시 관절원판이 다시 변위된다.

6) 비정복성 관절원판 변위(Disc displacement without reduction)

- 관절원판이 변위되어 개·폐구 시 정상위치로 회복되지 않는다.

7) 단순관절음(Clicking)

- 관절원판이 조금 변위되었을 때
- 하악과두의 활주운동 시 정복이 되거나 변위되면서 나는 소리

8) 거대관절음(Popping)

- 관절원판이 많이 변위되었을 때
- 하악과두의 활주운동 시 정복이 되거나 변위되면서 나는 소리

9) 염발음(Crepitation)

- 관절원판이 닳아서 개·폐구 시 하악과두가 하악와와 직접 접촉하여 나는 소리

실전 턱관절과 교합

2

CHAPTER

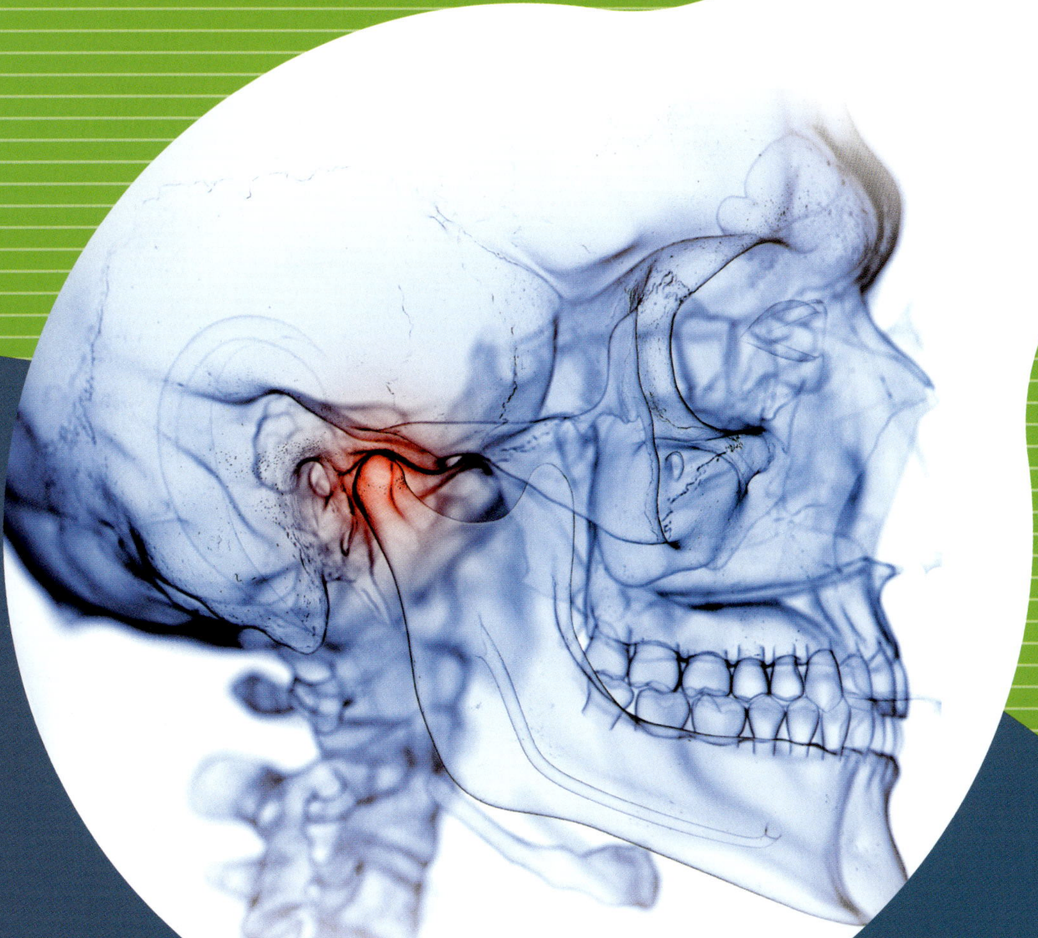

- 치아와 저작근, 턱관절은 서로 연결되어 있으므로 한 군데에 문제가 발생하면 다른 것도 영향을 받아 장애가 생기는 유기적인 복합체 관계이다.
- 주로 교합적인 요인들 때문에 저작근 통증이 발생하고 턱관절장애가 생긴다.
- 교합을 변화시키고 개선함으로써 저작근 통증을 치료하고 턱관절장애를 예방하고 치료하는 방법들에 대해 기술하였다.

1 턱관절장애의 원인

턱관절장애를 일으키는 원인이 다양하다고 하지만 주로 과다교합력, 편측 저작, 저작계의 조화 불균형이 3가지가 가장 많이 턱관절장애를 발생시킨다. 이 3가지 원인이 치아를 손상시키고 두경부근육 통증을 일으키고 턱관절장애를 발생시킨다.

턱관절(temporomandibular joint; TMJ)은 치아(teeth), 근육(muscle), 관절(joint)로 이루어져 있고, 이 3가지는 유기적으로 연결되어 있어서 하나가 무너지면 다른 곳도 손상받게 된다.

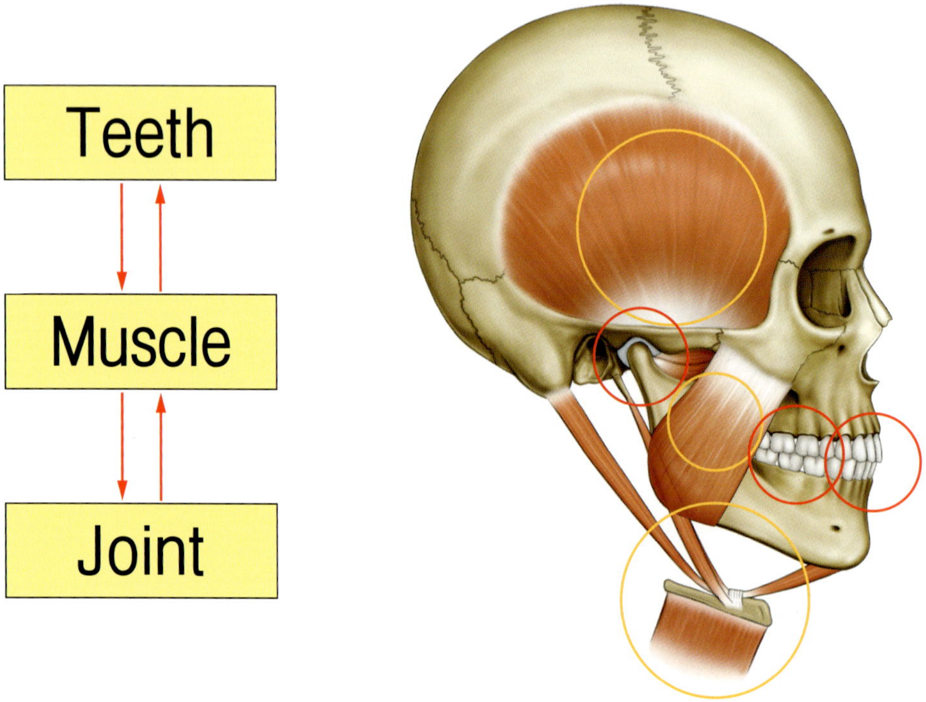

그림 2-1

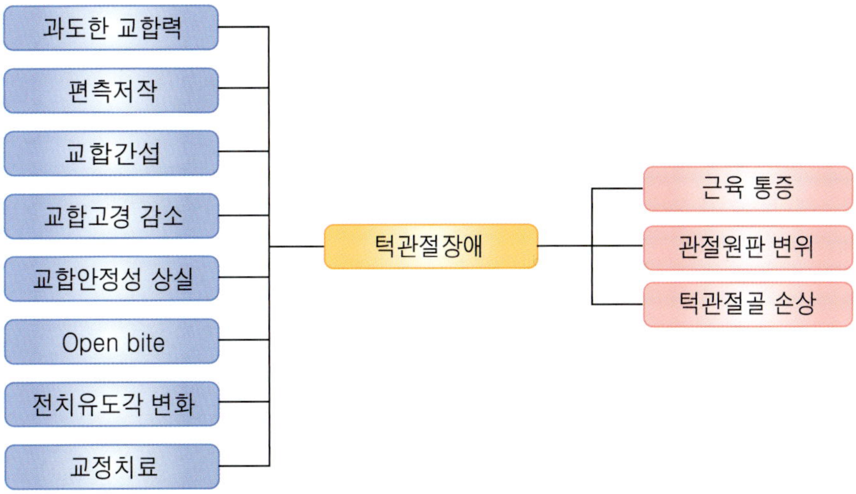

그림 2-2. 교합문제들은 서서히 저작계 조화를 깨뜨리고 결국 턱관절장애를 발생시킨다.

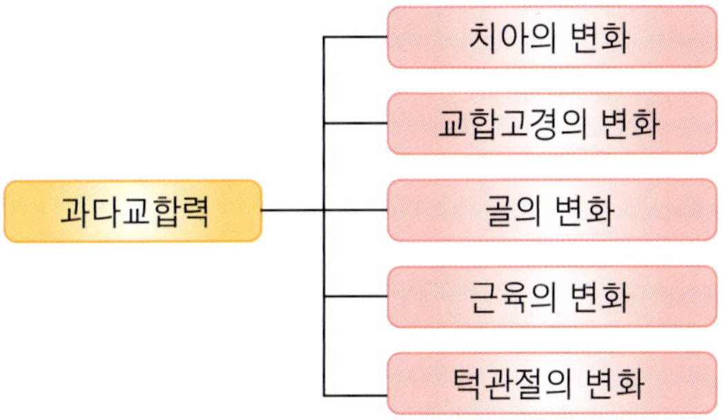

그림 2-3. 과다교합력은 치아를 마모시켜서 교합고경을 낮게 만들고 근육 통증을 일으키며 골변화를 일으킨다. 따라서 턱관절장애를 일으키는 첫 번째 주범이다.

1) 과다교합력으로 인한 치아의 변화

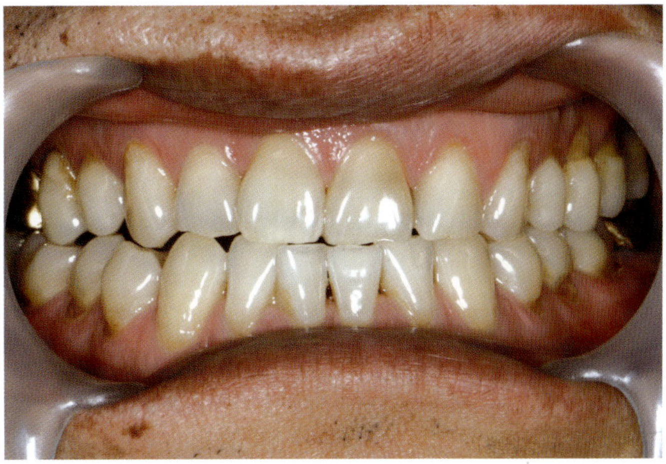

그림 2-4. 과다교합력은 치아교합면을 마모시키고 치경부 afraction을 발생시킨다.

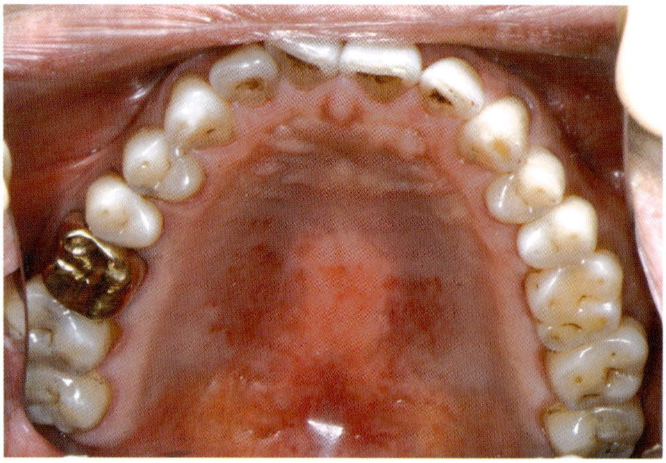

그림 2-5. 과다교합력으로 인해 치아가 마모되었다.

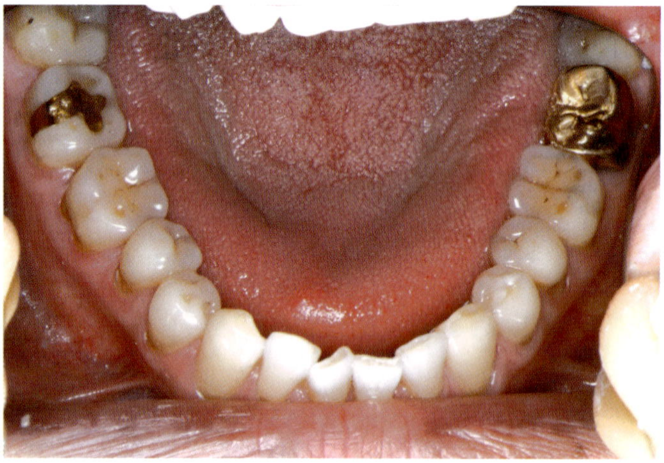

그림 2-6. 과다교합력으로 인해 치아교합면이 마모되고 치경부 afraction이 발생하였다.

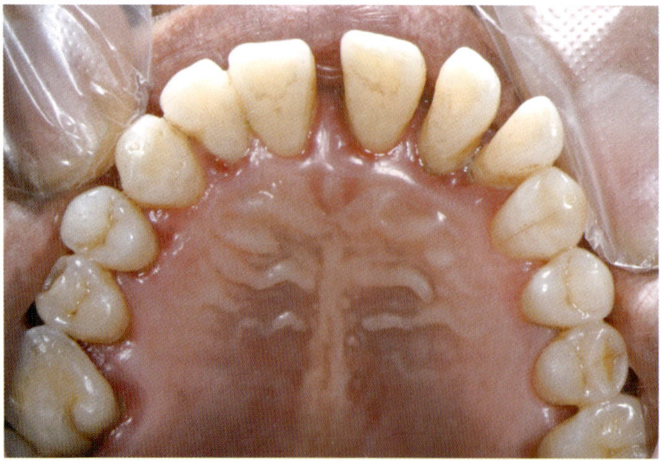

그림 2-7. 과다교합력으로 인해 #15, 25 치아의 협측교두가 파절되었다. 이후 과다교합력으로 인해 전치부 치아가 이동하여 정중이개가 발생하였다.

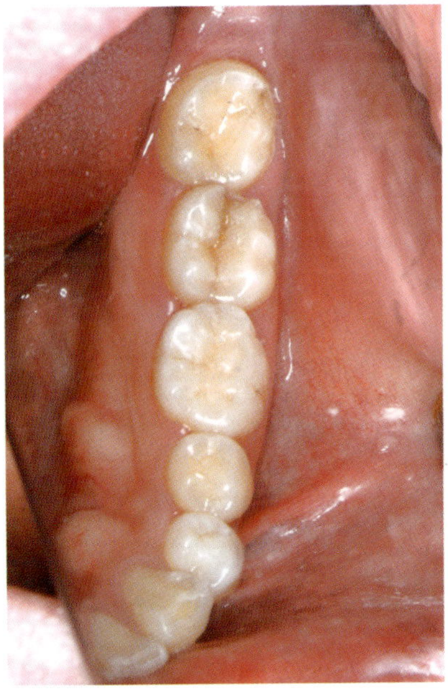

그림 2-8. 과다교합력으로 인해 #37 치아의 원심협측교두가 파절되고 crack이 발생하였다.

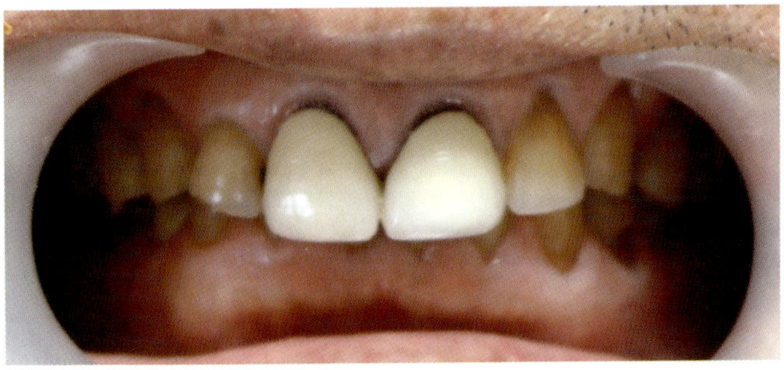

그림 2-9. 과다교합력으로 인해 치아마모가 발생해 교합고경이 낮아졌다.

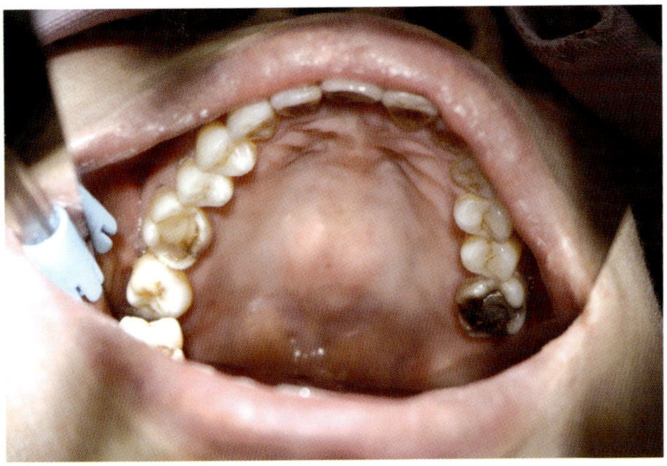

그림 2-10. 과다교합력으로 인해 상악 구개에 torus가 생겼다.

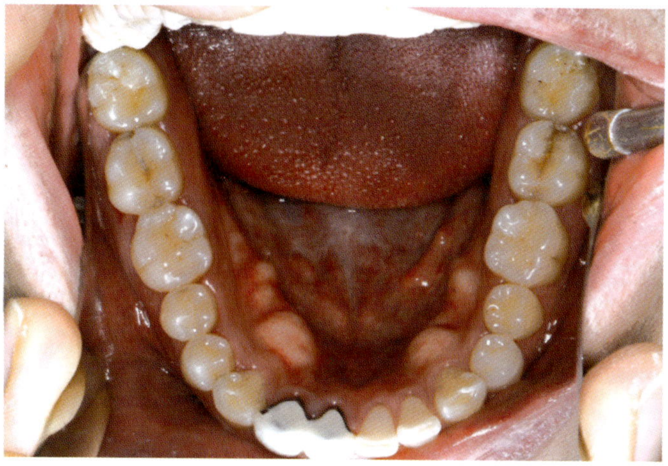

그림 2-11. 과다교합력으로 인해 하악골에 장기간에 걸친 torque가 발생해 mandibular torus가 생겼다.

2) 과다교합력으로 인한 근육의 변화

선천적으로 교합력이 센 사람들과 hard food를 선호하는 사람들은 저작근이 발달하여 교근이 비대해진다. 교근은 비대해지고 교합고경은 낮아지면서 구강 내 공간이 줄어들면서 구치부 치아가 혀와 협점막의 압박을 받아 혀에 tongue ridging과 협점막에 cheek ridging(linia alba)이 생긴다.

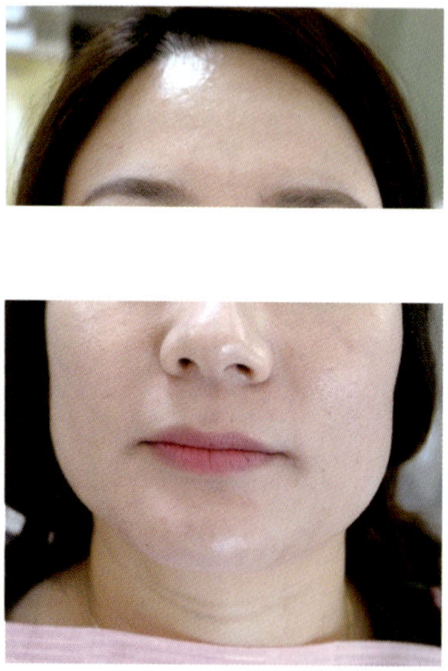

그림 2-12. 과다교합력으로 인해 교근이 발달했다.

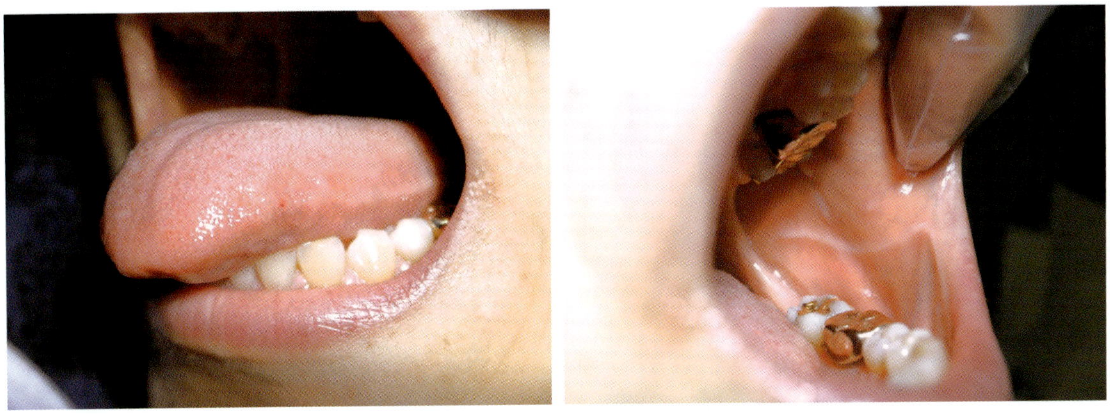

그림 2-13. 혀에 tongue ridging이 발생했고 협점막에 cheek ridging이 보인다.

3) 과다교합력으로 인한 턱관절의 변화

과다교합력은

① 관절원판을 마모시켜서 관절강 공간을 축소시킨다.

② 관절원판이 심하게 마모되면 관절원판 천공이 발생해서 하악과두가 하악와에 직접 접촉하게 되어 crepitation sound가 나타난다.

③ 하악과두를 마모시켜 퇴행성 골관절염을 발생시킨다.

④ 저작근을 긴장시켜 저작근 통증및 두통 목통증 어깨 통증을 일으킨다.

4) 편측 저작을 하게 되면 저작측 관절원판이 압박을 많이 받아 마모와 원판 변위가 발생하고 균형측 관절원판은 전내하방 변위가 발생하여 턱관절장애를 발생시킨다.

5) 저작계 조화가 깨지면 턱관절장애가 발생한다.

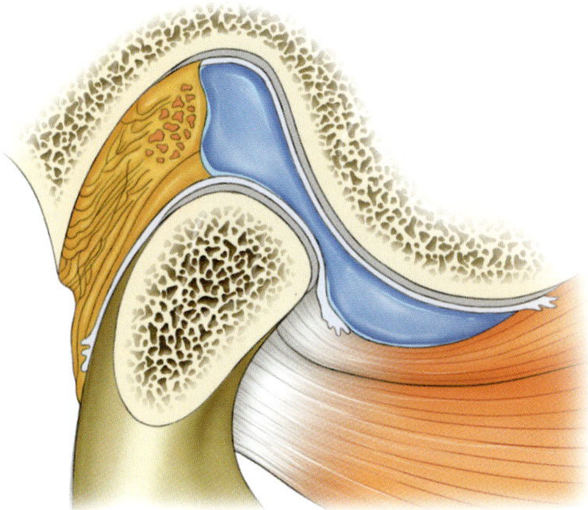

그림 2-14. 저작계가 조화를 이루려면 턱관절을 구성하는 요소들이 제위치에서 정상기능을 실행해야 한다.

Dawson은 저작계가 조화를 이루려면 다음 10가지 조건이 갖추어져야 한다고 하였다. 이들은 턱관절과 주위 근육과 치아의 교합과의 관계들이며, 이들의 조화가 깨지면 턱관절과 주위 근육과 치아에 문제가 발생하게 되고, 또한 턱관절과 주위 근육, 치아교합 중에서 어느 한 요소가 무너지게 되면 나머지 다른 요소들도 장애가 발생하게 된다.

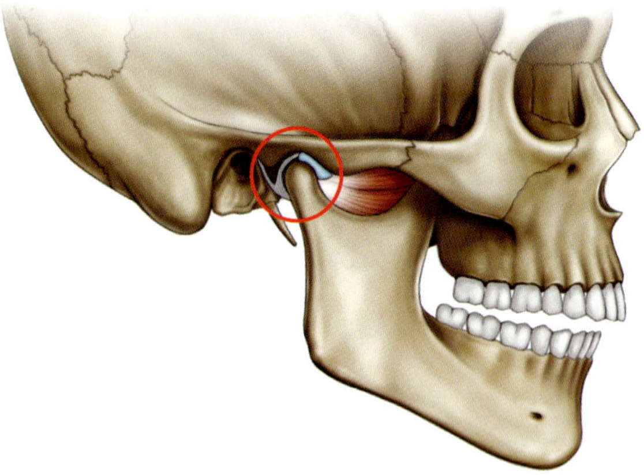

그림 2-15. 하악과두가 하악와 내에서 적정위치에 있어야 한다.

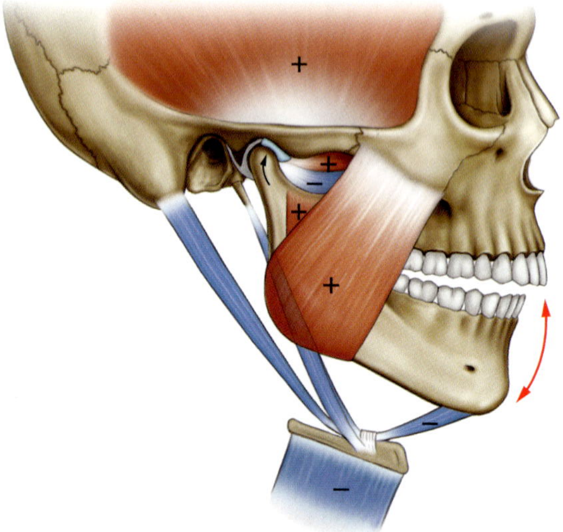

그림 2-16. 저작계의 근육들이 적절한 역할을 해야 한다.

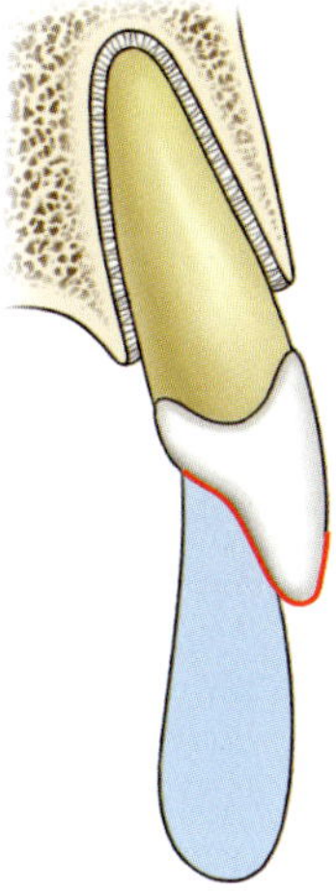

그림 2-17. 전치유도가 적절해야 한다.

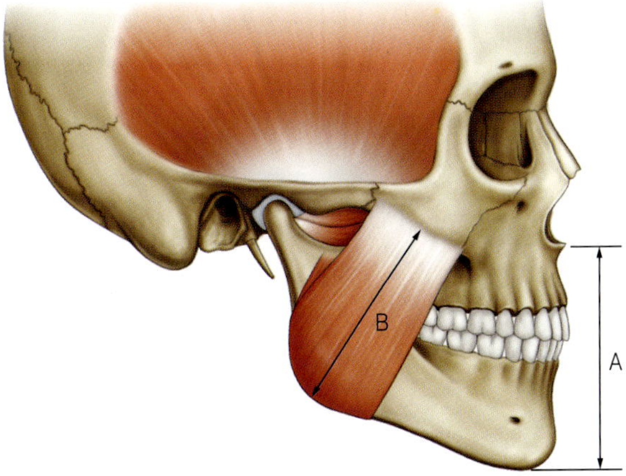

그림 2-18. 교합고경이 적절해야 한다.

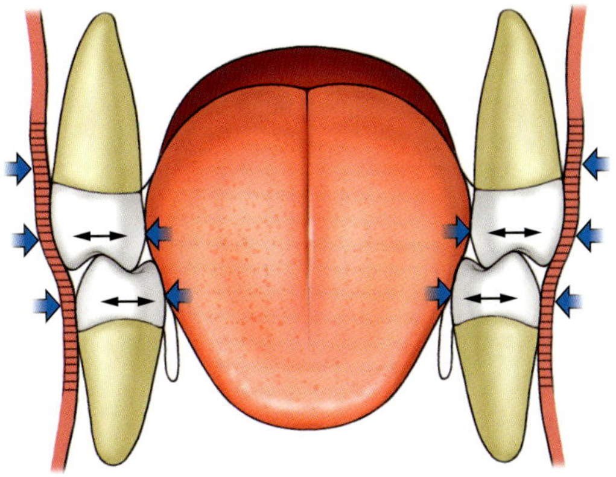

그림 2-19. 치아와 혀, 볼이 적절한 neutral zone에 위치해 있어야 한다.

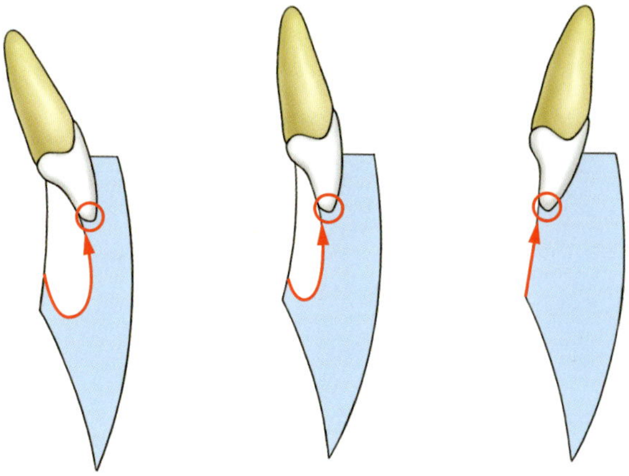

그림 2-20. 절치는 적절한 Posselt diagram 내에서 운동해야 한다. 상악 절치가 너무 안쪽으로 기울면(linguioversion) 하악 과두의 전방면과 관절융기가 이루는 각도가 더 수직적이 된다.

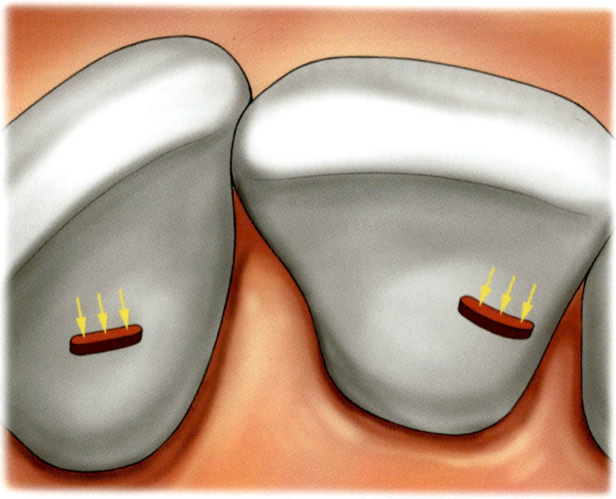

그림 2-21. CO와 CR 간에 약간의 유격이 있는 것이 좋다.

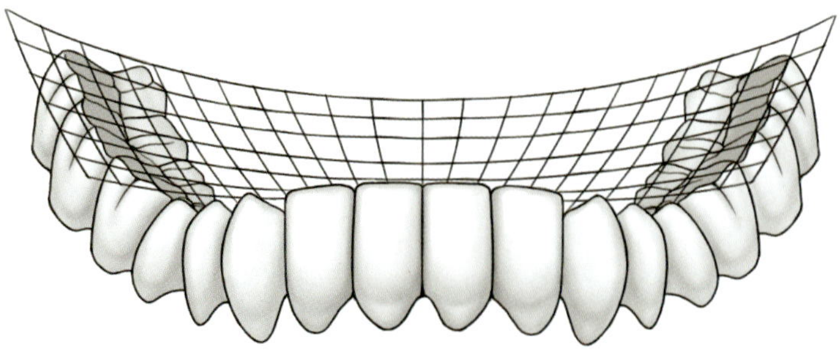

그림 2-22. 교합평면이 적절한 curve of Spee와 Wilson's curve를 가져야 한다.

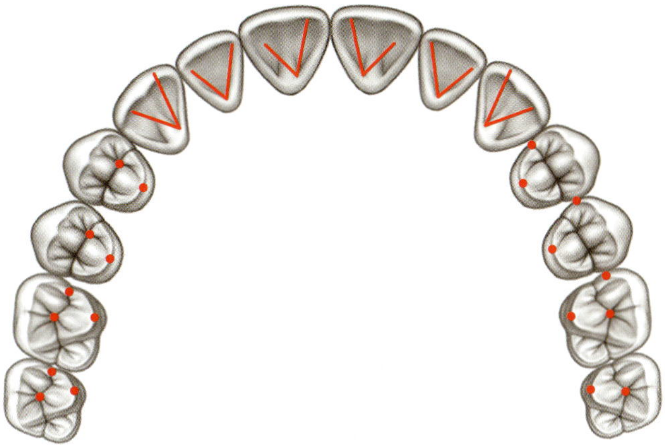

그림 2-23. 적절한 교합 접촉점을 가져야 한다.

저작계의 조화를 깨뜨리는 교합요소들은 다음과 같다.

① 과다교합력

② 편측 저작

③ 교합간섭

④ 교합고경의 감소(deep bite)

⑤ 구치상실로 인한 교합안정성 상실

⑥ Open bite

⑦ 전치유도각의 변화

⑧ 교정치료

2 턱관절장애의 증상 및 원인

턱관절장애의 증상은 소리, 통증, 개구제한을 비롯해 치아 시림, 두경부 근육 통증, 이명 등 여러 가지로 나타난다. 이러한 증상들이 나타나게 되는 원인을 이해하려면 관절원판의 운동경로를 살펴보고 관절원판이 경로에서 이탈하게 되는 원인을 파악해야 한다. 나아가 관절원판이 경로에서 이탈하지 않도록 해줌으로써 턱관절장애를 예방할 수 있어야 한다.

먼저 관절원판이 변위하게 되는 이유인 '균형측 대연현상'과 '작업측 대연현상'을 살펴보고, 또한 관절원판이 locking되는 이유인 '균형측 보월현상'과 '작업측 보월현상'에 대해 이해해보자.

1) 관절원판의 변위

관절원판의 변위는 균형측에서 나타날 수도 있고 작업측에서도 나타날 수 있다. 이들의 원인은 각각 다르기 때문에 균형측 원판 변위와 작업측 원판 변위로 나누어 생각해보아야 한다.

(1) 균형측 대연현상(balancing side Daeyeon phenomenon)

(2) 작업측 대연현상(working side Daeyeon phenomenon)

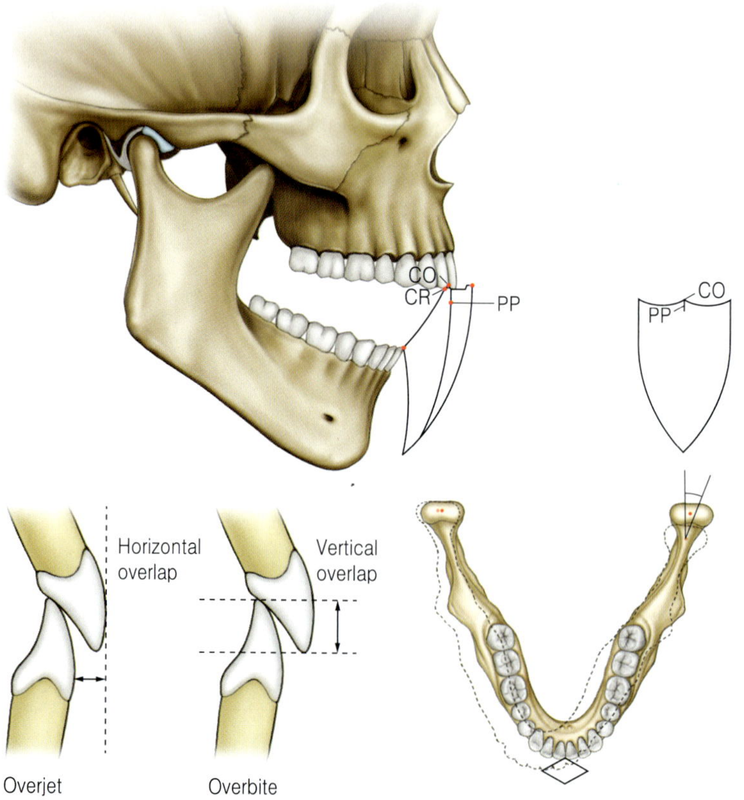

그림 2-24. 저작은 수직운동(hinge)이 아니라 grinding, chewing을 하는 측방활주운동이다.

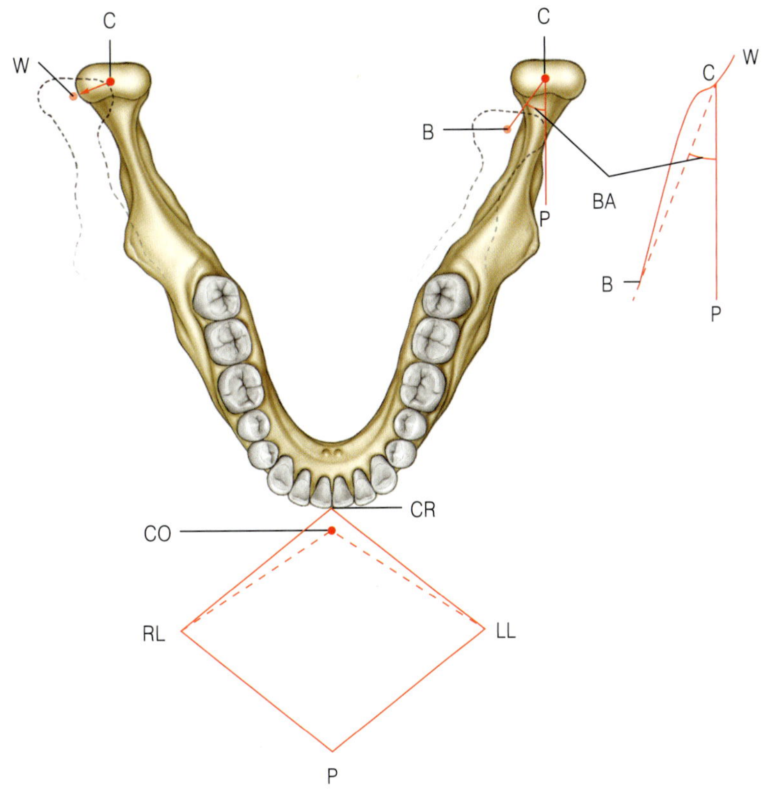

그림 2-25. 저작 시 작업측(working side)은 회전운동을 주로 하고, 균형측(balancing side)은 측방활주운동을 주로 한다. 우측 저작 시 작업측인 우측 하악과두는 외측방 회전운동을 하고, 균형측인 좌측 하악과두는 전내하방으로 측방활주운동을 한다.

Bennett movement

저작 시 Bennett movement가 일어난다. 저작을 하는 작업측(working side)은 회전운동을 주로하고 반대편인 균형측(balancing side)은 활주운동을 주로 한다. 이를 Bennett movement라 하고 균형측 활주운동에서 발생하는 각도를 Bennett Angle이라 한다(10~15°).

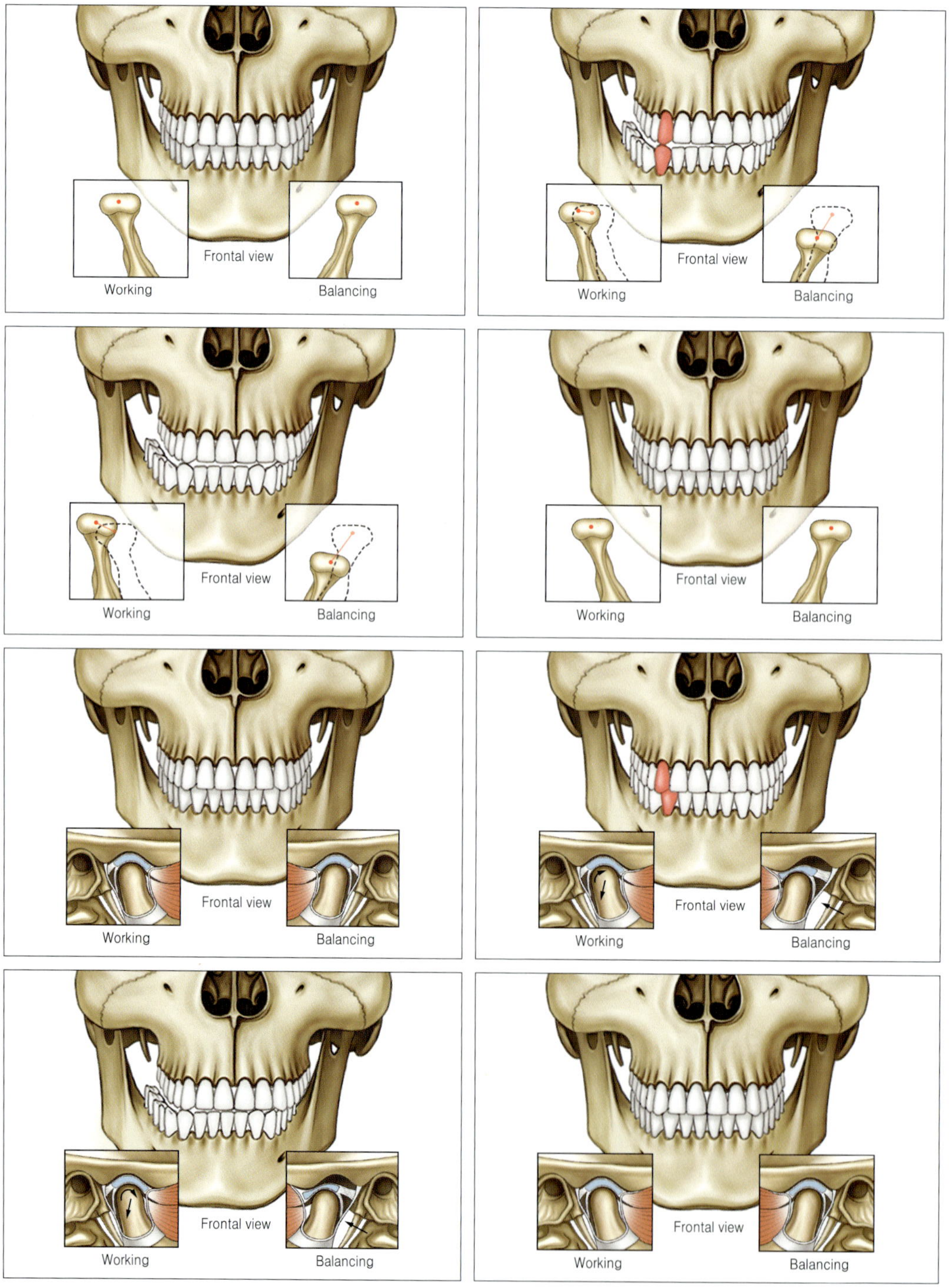

그림 2-26. Bennett movement. 우측 작업측은 약간의 외측방운동과 함께 회전운동을 주로 하고, 좌측 균형측은 측방활주운동을 주로 한다.

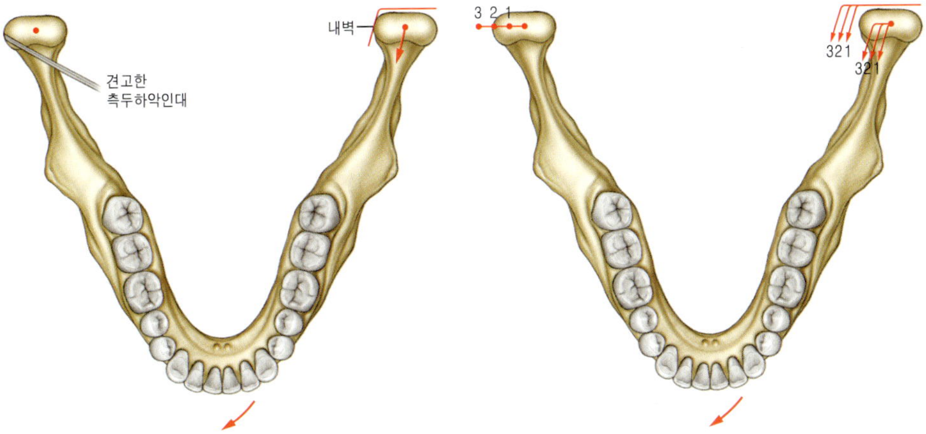

그림 2-27. 작업측 측두하악인대가 견고하고 균형측 하악와 내벽과 과두 사이에 공간이 적으면 측방활주운동이 일어나지 않는다. 작업측 측두하악인대가 loose하고 균형측 하악와 내벽과 과두 사이 공간이 넓을수록 측방활주운동이 더 크게 일어난다.

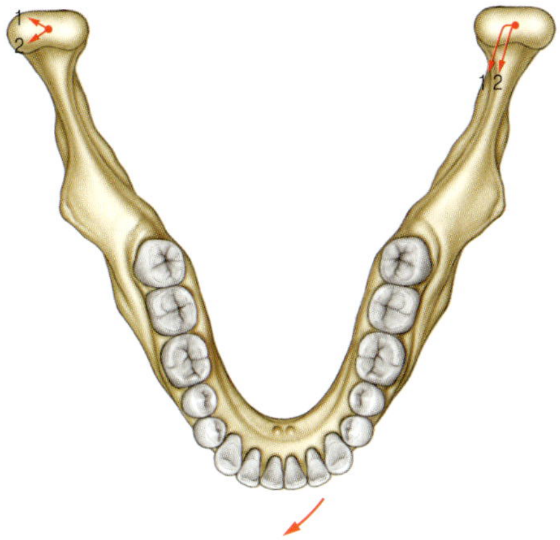

그림 2-28. 우측 작업측 회전과두가 후방으로 운동할수록(1) 좌측 균형측 과두의 측방활주운동의 측방운동이 커진다.

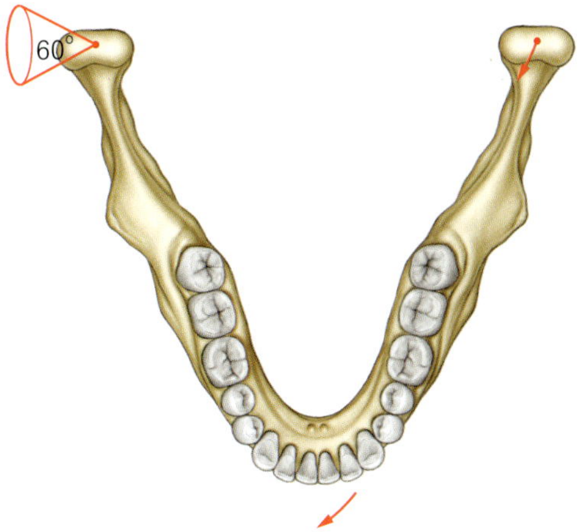

그림 2-29. 작업측 회전과두는 60°의 원추형 내에서 외측으로 운동한다.

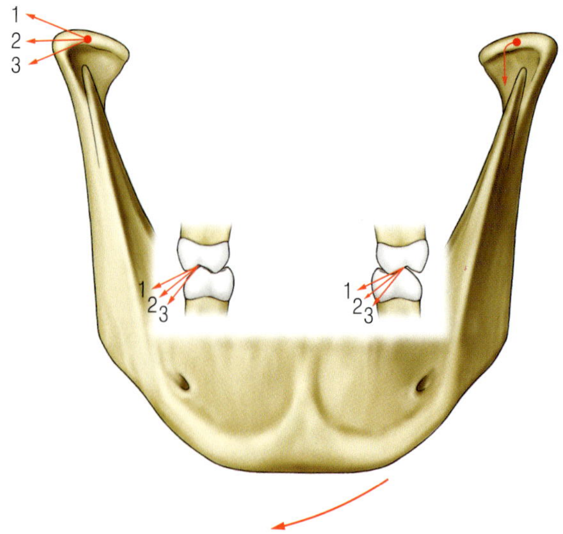

그림 2-30. 우측 작업측 회전과두의 측방활주운동이 상방으로 일어나면 구치부 교두 길이는 짧아지고, 하방으로 일어나면 구치부 교두길이가 길다.

관절원판 변위의 원인

- 관절원판이 변위되는 이유는 측방활주운동을 한 후 관절원판이 제자리로 되돌아오지 못해서이다.
- 균형측 관절원판이 전내하방으로 측방활주운동을 한 후 제자리로 돌아오지 못한다: 균형측 대연현상.
- 작업측 관절원판이 외측방으로 측방활주운동을 한 후 제자리로 돌아오지 못한다: 작업측 대연현상.

(1) 균형측 대연현상(Balancing side Daeyeon phenomenon)

균형측 관절원판이 전내하방으로 측방활주운동을 하다가 운동성이 증가해서 외측익돌근의 수축력에 의해 제자리로 돌아오지 못하고 중간에 위치하게 되는 현상이다. 개구 또는 폐구운동을 할 때 clicking이 발생하게 된다.

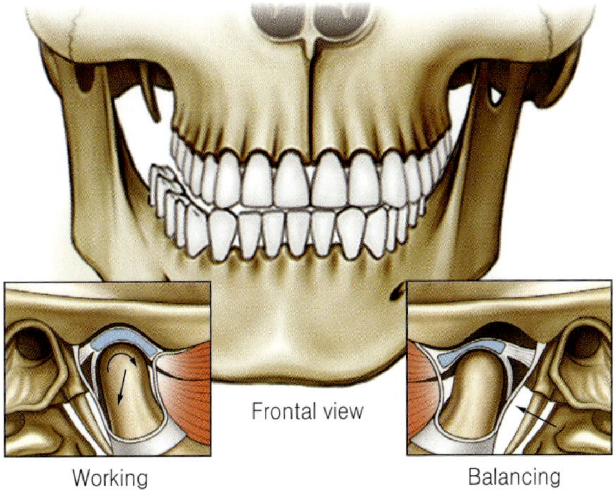

그림 2-31

환자 1 **46세 여성. 좌측 clicking**

- 1개월 전 사과를 먹다 좌측에서 소리가 남
- #36 치아치료 때문에 3개월 정도 우측으로 저작함
- 우측 저작으로 인해 좌측 균형측 관절원판이 측방활주운동을 하다 제자리로 돌아오지 못하면서 개구 시 좌측에서 clicking sound가 발생함

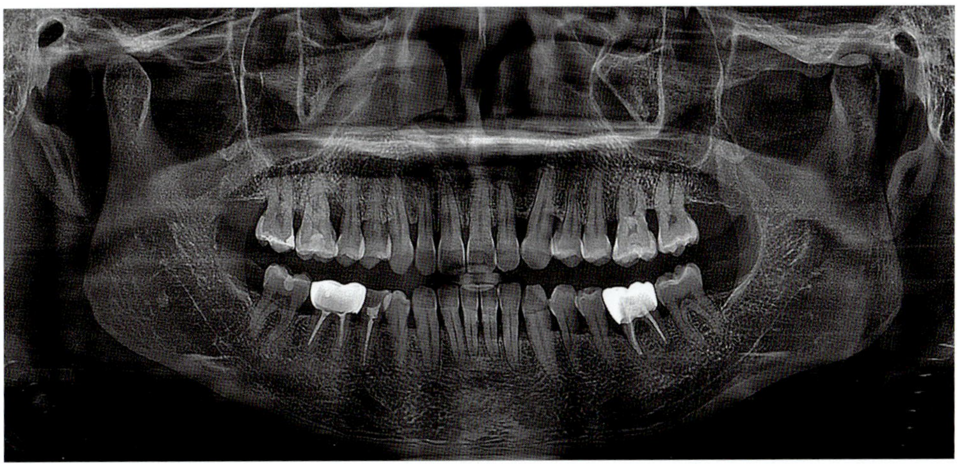

그림 2-32

(2) 작업측 대연현상(Working side Daeyeon phenomenon)

작업측 관절원판이 외측방운동과 함께 회전운동을 하면서 관절원판의 운동성이 증가하여 외측익돌근의 수축력에 의해 전내하방으로 변위되는 현상이다.

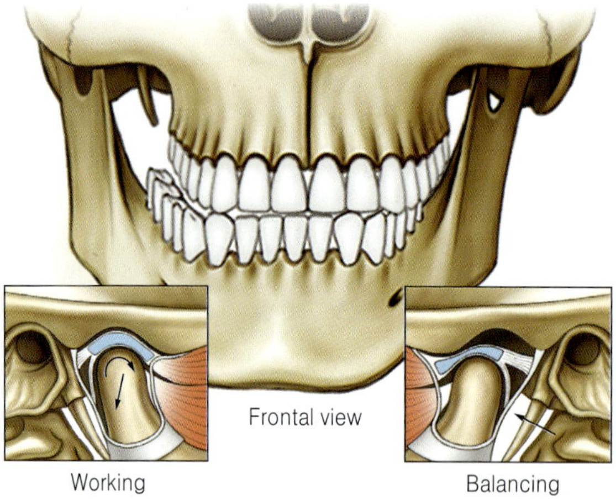

그림 2-33

환자 2 48세 여성. 개구 시 우측 popping 통증

- 20년 이상 우측 저작해서 우측 관절원판이 전방 변위되었다.
- 우측 관절원판이 전방 변위되며 우측 하악과두가 후방으로 후퇴하였다.

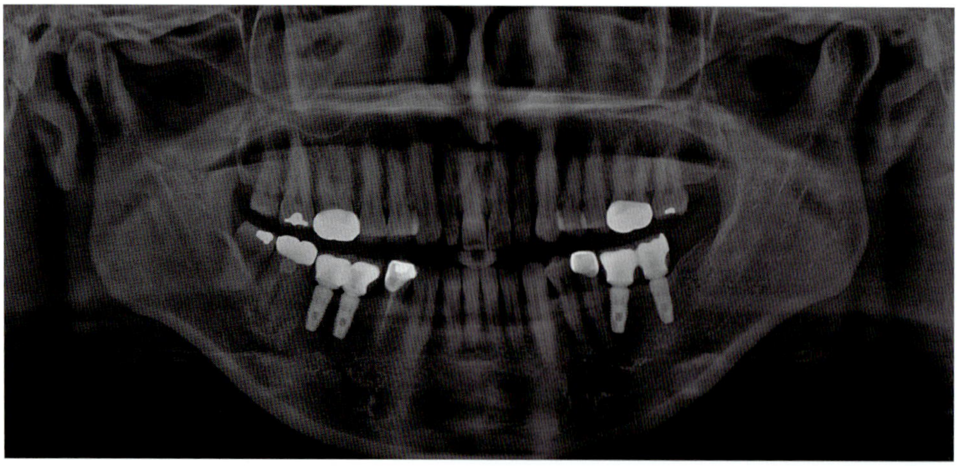

그림 2-34

• 20년 이상 우측 저작으로 인해 우측 관절원판이 전방 변위되면서 우측 하악과두가 뒤로 후퇴하였다.

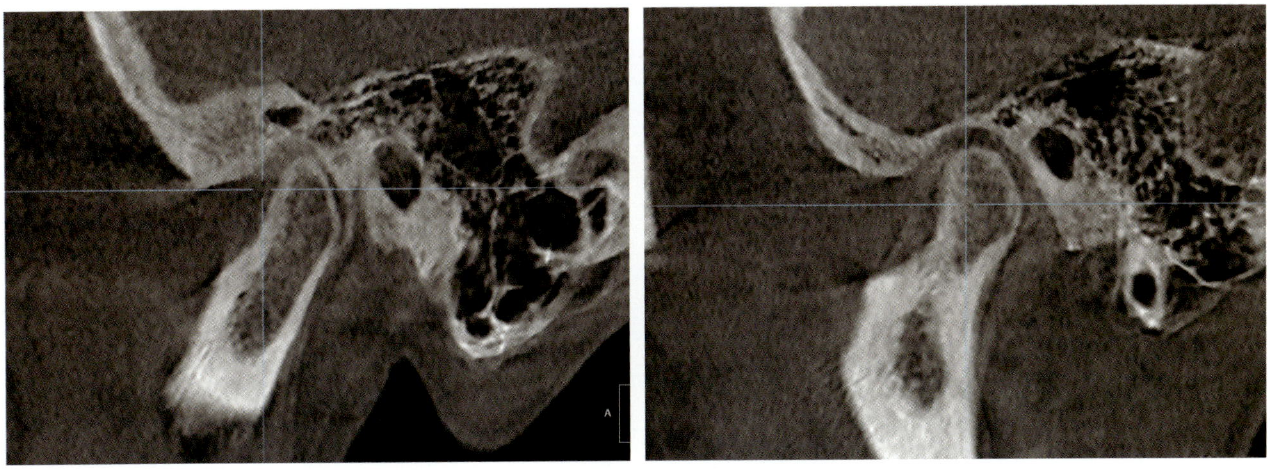

그림 2-35

• 20년 이상 우측 저작으로 인해 우측 과두의 편평화(flatening)가 발생하였다.

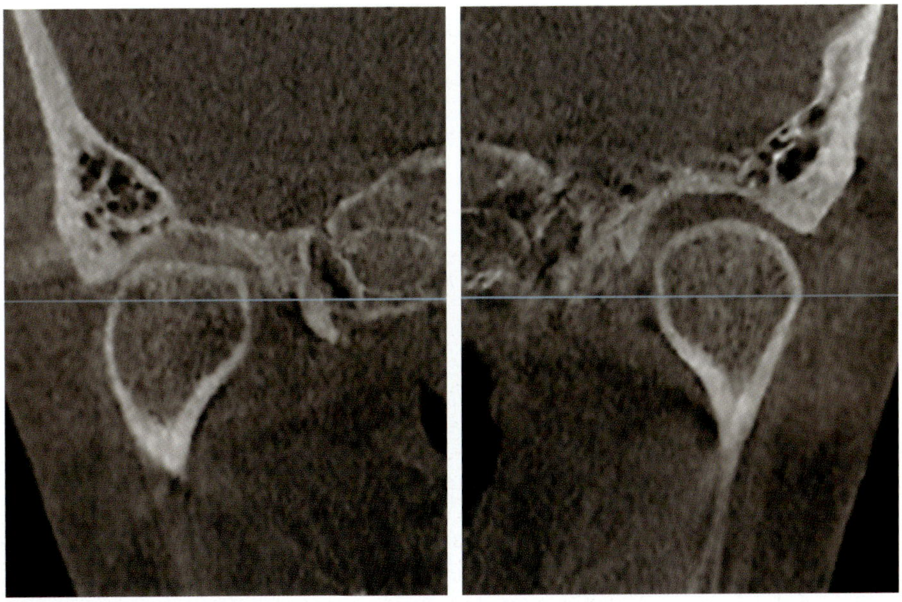

그림 2-36

2) 저작 시 통증, Locking

관절원판이 전방 변위된 후 저작 시에 원판후조직이 눌려서 통증이 발생하고 또한 관절원판이 전방 변위되어 개구가 되지 않는 locking이 발생하기도 한다.

균형측과 작업측으로 나누어 생각해볼 수 있다.

(1) 균형측 보월현상(balancing side Boworl phenomenon)

(2) 작업측 보월현상(working side Boworl phenomenon)

(1) 균형측 보월현상(Balancing side Boworl phenomenon)

균형측 관절원판이 전방 변위된 상태에서(균형측 대연현상) 균형측으로 저작하기 시작하면 하악과두가 원판후조직을 압박하여 통증이 발생하거나 개구장애 locking이 발생하는 현상이다.

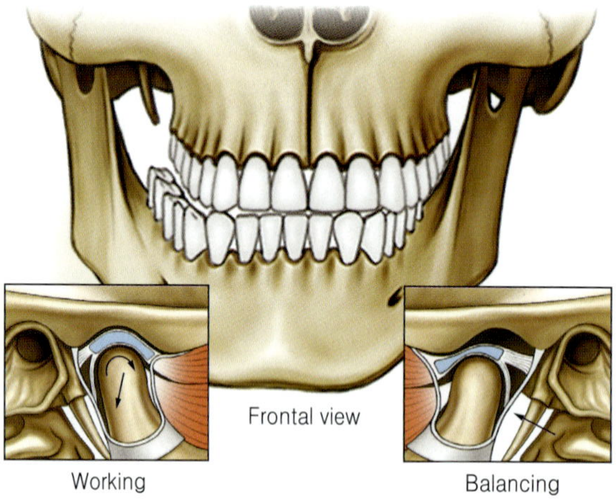

그림 2-37

환자 3 56세 여성. 저작 시 좌측 통증

우측으로만 저작하여 좌측 관절원판이 전방 변위된 상태에서 좌측으로 저작하면 좌측 하악과두가 원판후조직을 압박하여 통증이 발생했다(균형측 보월현상).
하품할 때 최대개구위로 활주운동하면서 민감해져 있던 원판후조직이 늘어나면서 통증이 느껴지기도 한다.

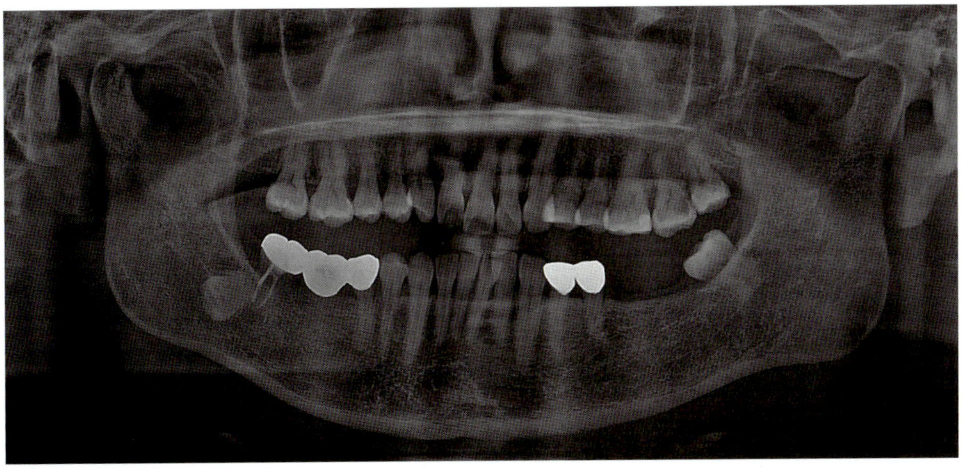

그림 2-38

환자 4 45세 여성. 저작 시 우측 통증

10년 이상 좌측으로 저작하여 우측 관절원판이 전방 변위되어 있는 상태에서(균형측 대연현상) 우측으로 저작하면 우측 하악과두가 원판후조직을 압박하여 통증이 발생했다(균형측 보월현상).

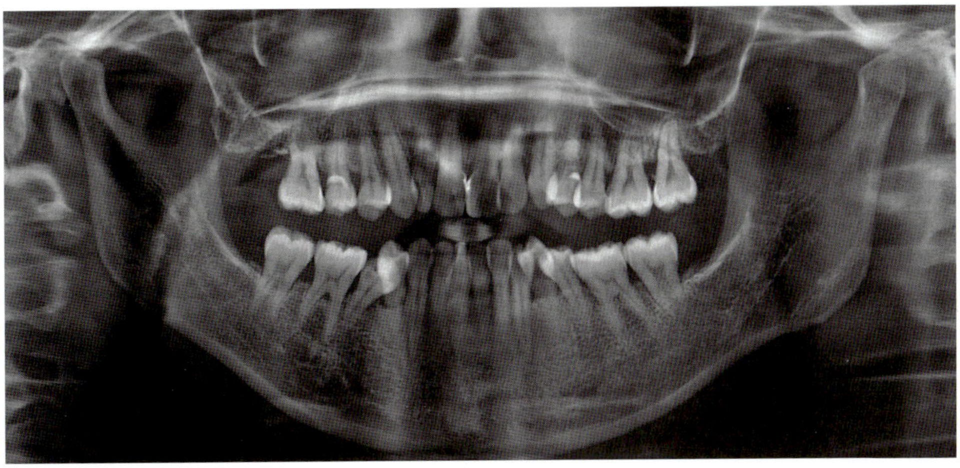

그림 2-39

(2) 작업측 보월현상(Working side Boworl phenomenon)

작업측 관절원판이 외측방운동과 함께 회전운동을 하면서 운동성이 증가하여 외측익돌근의 수축력에 의해 전내하방으로 변위된 상태에서(작업측 대연현상) 저작 시 하악과두가 원판후조직을 압박해서 통증 또는 개구장애가 발생하는 현상이다.

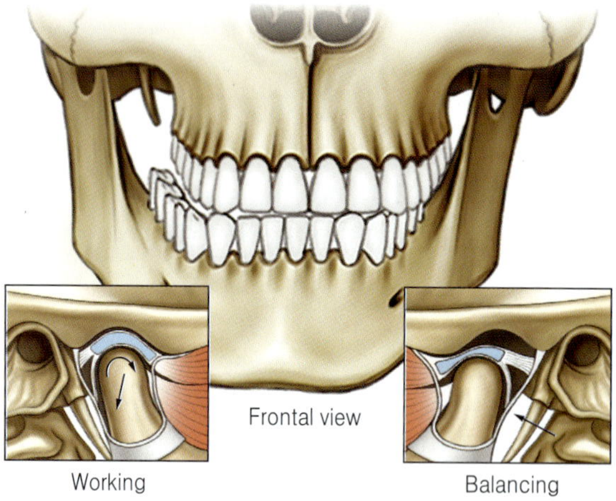

그림 2-40

환자 5 17세 여성. 우측 개구장애

몇 년 동안 #36 치아가 불편해서 우측으로 저작함으로써 우측 관절원판이 전방 변위되었고, 이 상태에서 개구 시 관절원판이 locking되어 개구장애가 발생하였다.

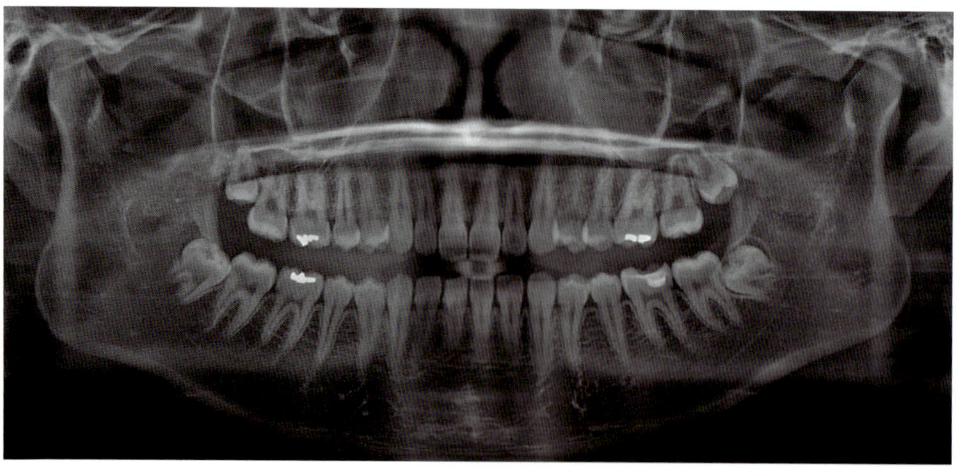

그림 2-41

저작측 저작 시 균형측 통증

저작측으로 저작할 때 균형측에서 예리한 통증이 느껴지는 경우가 많다. 특히 두껍고 단단한 음식을 저작할때 통증이 잘 발생하는데 그 이유는 균형측 원판후조직이 늘어나기 때문이다. 두꺼운 것을 저작하는 순간 지렛대 원리에 의해 균형측에 힘이 가해지고 균형측 원판후조직이 긴장하여 통증이 발생한다.

3) 소리

턱관절의 소리는 관절원판이 전방 변위되면서 발생하기 시작한다. 변위된 관절원판이 하악과두와 함께 활주운동을 하면서 그 사이에 음압이 발생해서 clicking과 popping이 생긴다. 또한 턱관절이 하중을 많이 받아 관절원판이 마모되어 하악과두와 하악와가 직접 접촉하면 crepitation이 발생한다.

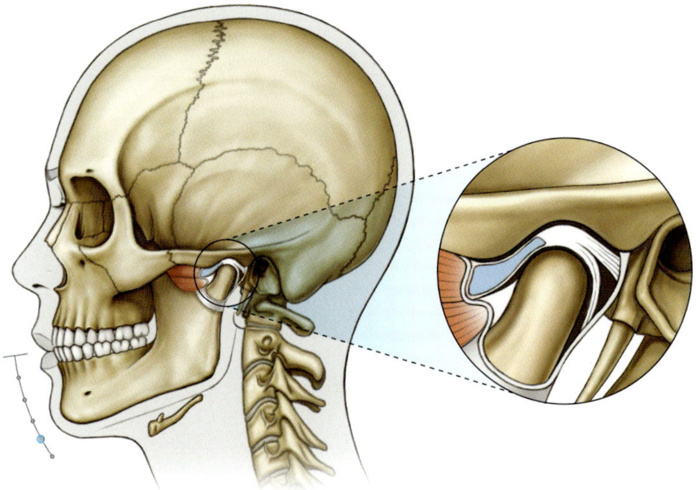

그림 2-42. 관절원판이 전방 변위되어 있다.

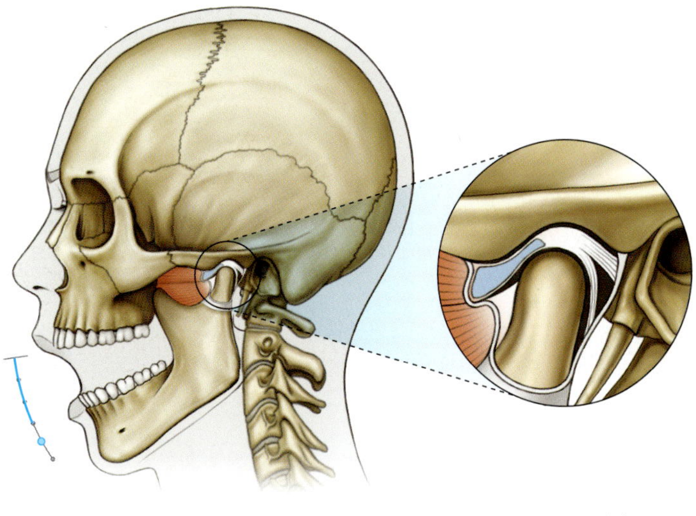

그림 2-43. 개구 초기 관절원판이 하악과두 앞쪽에 위치해 있다.

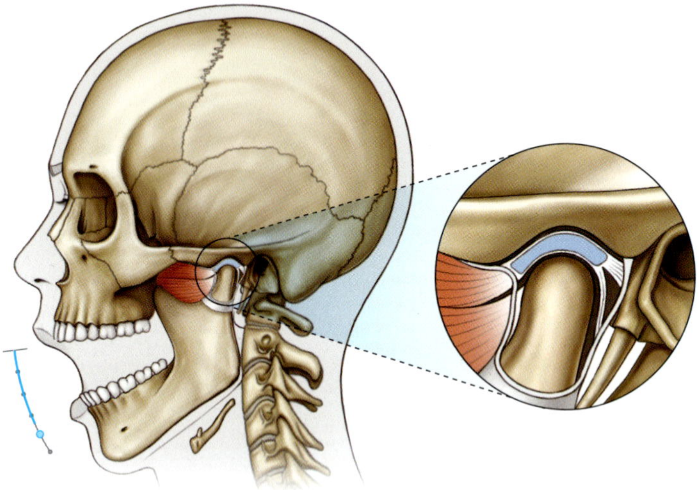

그림 2-44. 개구가 진행되면서 관절원판이 하악과두상의 제위치로 회복되면서 clicking이 발생한다.

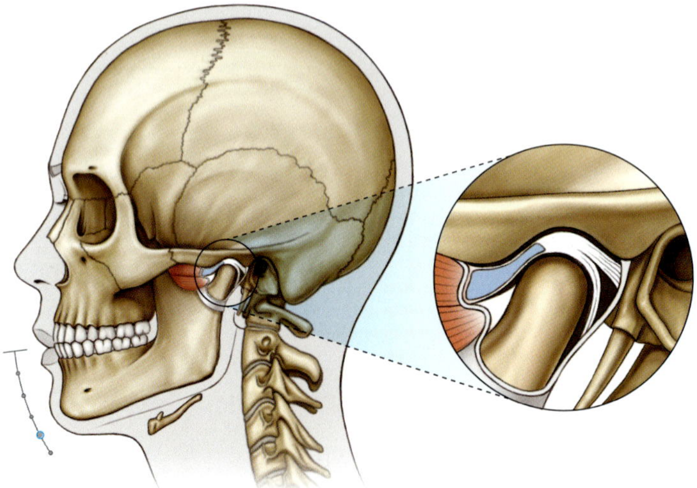

그림 2-45. 폐구운동 중기나 후기에 관절원판이 다시 전방으로 변위되며 clicking이 발생한다.

4) 통증

(1) 근육의 통증

과다한 교합력이 있거나 두경부 근육을 과다하게 사용한 경우 근육세포에 대한 혈액공급이 감소되고 에너지(ATP)를 만드는 TCA cycle에 영향을 주어 젖산(lactic acid) 생산이 증가되어 통증이 발생한다.

이러한 근육 통증은 긴장성 두통(tention type headache), 측두근 통증, 교근 통증, 외측 익돌근 통증, 흉쇄유돌근 통증, 승모근 통증 등의 두경부 근육 통증으로 나타나며 때로는 근막동통(myofascial pain)으로 발전하여 다른 부위에서 통증을 느끼는 연관통을 일으키기도 한다.

(2) 관절원판 주위의 통증

① **활막염**(Synovitis)

- 과다한 교합력에 의해 관절원판이 눌리면서 상·하 관절낭의 공간이 줄어든다.
- 관절낭 공간이 줄어들면서 관절낭 내면을 둘러싸고 있는 활막이 압박되어 활액(synovial fluid)이 적게 나오고, 관절의 윤활작용이 줄어들어 염증이 생기고 통증이 발생한다.
- 저작 시와 개구 시 통증이 발생한다.
- 개구 시 하악 편위는 없다.

② **관절낭염**(Capsulitis)

- 주로 충격에 의해 관절낭인대(capsular ligament)에 손상이 발생한다.
- 하악과두 외측극 촉진 시 통증과 개구 시 통증이 있으며 개구 시 아픈 쪽으로 하악 편위가 발생한다.

③ **원판후조직염**(Retrodiscitis)

- 저작 시 하악과두가 원판후조직을 압박하여 통증이 발생한다.
- 원판후조직염이 심해지면 구치부 교합이 뜨게 된다.

(3) 턱관절골의 통증

퇴행성 골관절염에 의해 개구 및 저작 시 통증이 발생한다.

작업측에 잘 발생하는 통증	균형측에 잘 발생하는 통증
• 두통, 목, 어깨 통증 • 활막염 • 원판후조직염(작업측 보월현상) • 퇴행성 골관절염	• 오랫동안 균형측이었다가 작업측이 되어 생긴 원판후조직염(균형측 보월현상) • 저작측으로 두꺼운 음식을 씹을 때 지렛대 원리에 의해 균형측 원판후조직이 긴장하여 통증이 잘 발생함

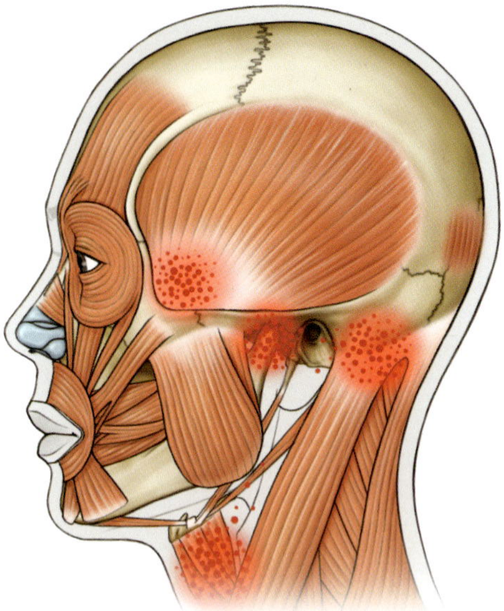

그림 2-46. 섬유근통(fibromyalgia). 몸 전체 기준점 18곳 중 11곳 이상에서 통증이 발생하면 섬유근통으로 진단하며, 류마티스과로 의뢰한다.

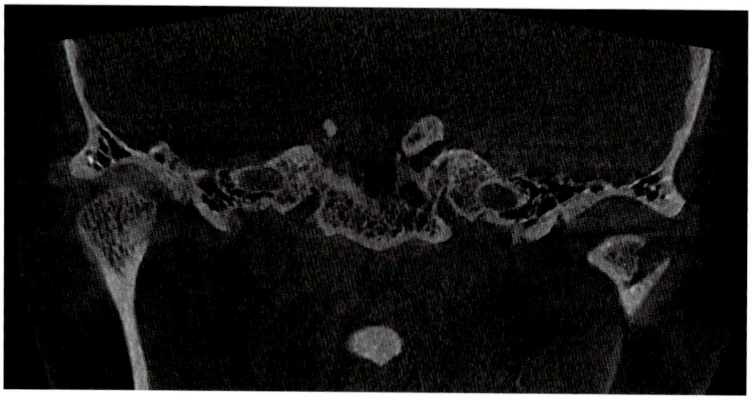

그림 2-47. 외상으로 인해 좌측 하악과두에 fracture가 발생하여 개구 시 통증이 심하다.

5) 개구장애

개구장애는 근육 통증으로 인한 개구장애, 관절원판에 의한 개구장애, 퇴행성 골관절염에 의한 개구장애 이렇게 3가지로 분류할 수 있다.

① 근육 통증으로 인한 개구장애: soft end feel(부드러운 종말감)이 느껴진다.
- 근육 통증으로 인해 개구가 제한되어 있다.
- 인위적으로 힘을 가하면 최대개구가 가능하다.

② 관절원판에 의한 개구장애: hard end feel(딱딱한 종말감)이 느껴진다.
- 관절원판이 전방 변위된 후 비정복성 관절원판 변위로 진행하여 개구 시 하악의 회전운동은 가능하지만 활주운동이 제한되어 개구 시 통증이 발생하고 인위적으로 힘을 가해도 관절원판이 locking되어 있어서 일정 정도 이상은 개구가 되지 않는다.

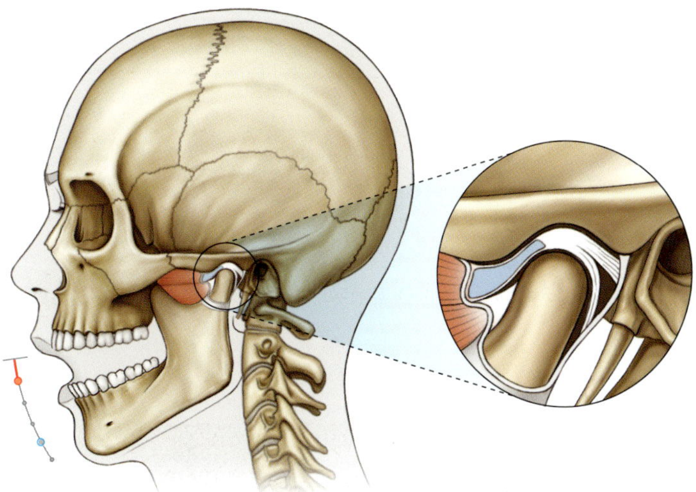

그림 2-48. 비정복성 관절원판 변위로 인해 개구장애가 발생하였다. 관절원판이 전방 변위되어 하악과두의 활주운동을 방해한다. 개구 시 hard end feel이 느껴진다.

③ 퇴행성 골관절염에 의한 개구장애
- 하악과두골이 흡수되며 염증이 발생한다. 관절강 공간이 줄어들어 개구 시 통증을 느끼므로 개구하기가 어려워 개구장애가 발생한다.
- 통증은 있지만 개구가 거의 다 되므로 soft end feel 양상을 보인다.

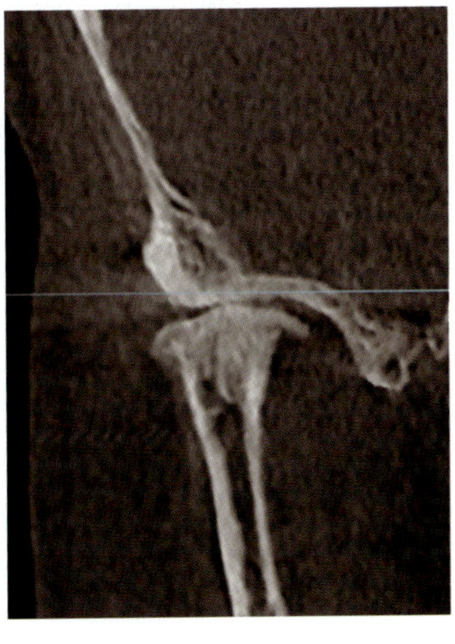

그림 2-49. 턱관절의 퇴행성 골관절염으로 인해 관절강 공간이 줄어들어 개구장애가 발생하였다.

6) 두통

턱관절장애 환자 중에는 두통 환자가 많다. 과다한 저작근 활동으로 인해 두경부 근육들이 피로해지고 이로 인해 뇌주위의 근육들이나 뇌를 둘러싼 뇌막, 신경, 혈관 등에서 통증이 발생하게 된다.

대부분의 턱관절장애 두통은 1차성 두통인 긴장성 두통과 편두통이다. 뇌동맥류, 뇌종양, 뇌졸중 등 다른 질병으로 인해 두통이 발생하는 2차성 두통과는 구분해야 한다.

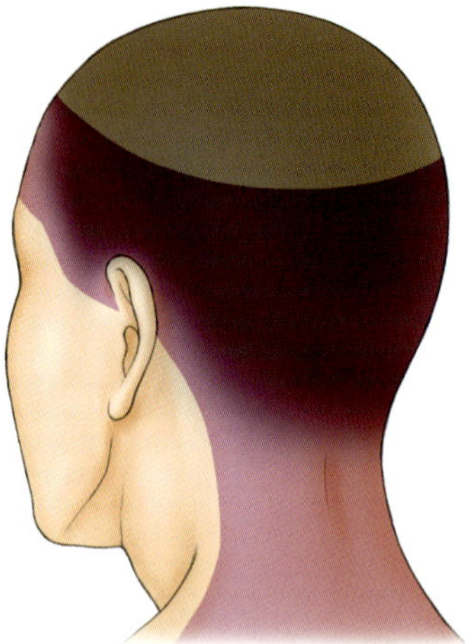

그림 2-50. 긴장성 두통(tension type headache). 대부분의 두통은 80%가 긴장성 두통이다. 근육이 긴장해서 수축하면 근육 사이에 있는 혈관과 신경이 눌려서 통증이 발생한다.

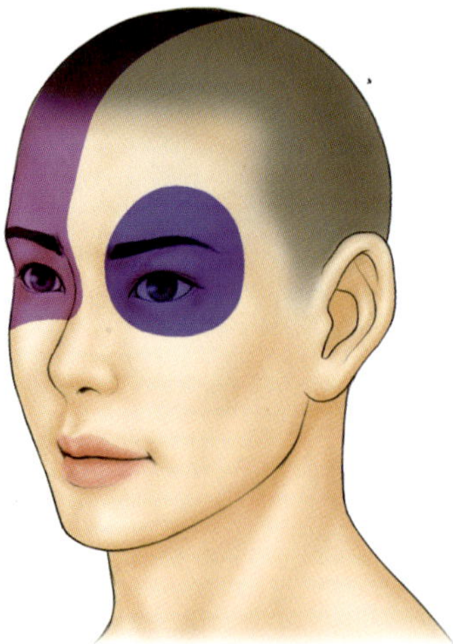

그림 2-51. 편두통(migraine). 두통 환자의 15%가 편두통 환자이다. 4~72시간 지속되는 극심한 통증으로 긴장성 두통과 구분된다. 혈관이 수축팽창 하면서 주위 신경을 자극함으로써 극심한 두통이 발생한다. 편두통은 한쪽 머리에서만 생기는 것이 아니다. 환자의 50%는 편두에서 발생하고 환자의 50%는 양두에서 발생한다.

7) 목 및 어깨 통증

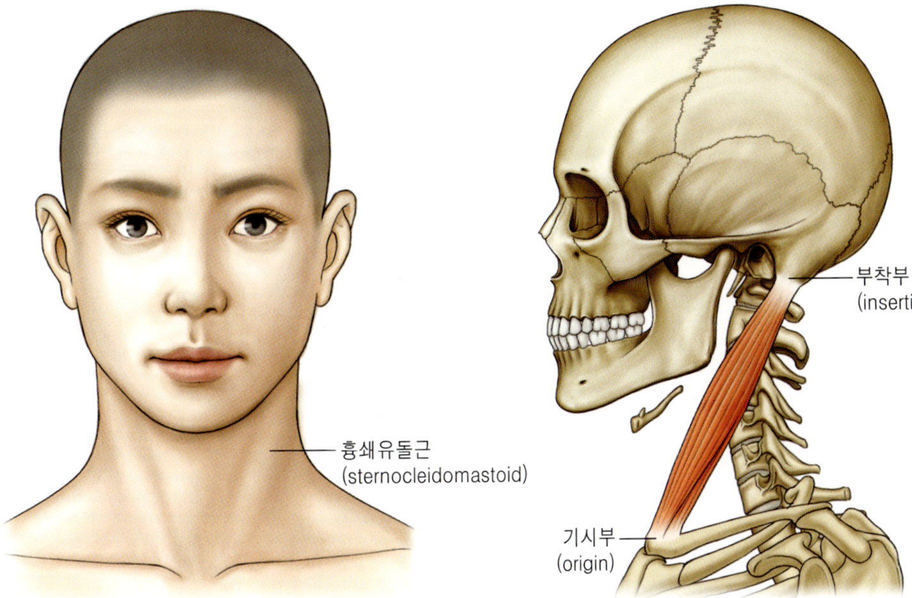

그림 2-52. 저작근을 과다하게 사용하면 저작근이 피로하게 되고, 지친 저작근을 support하기 위해 목 근육과 어깨 근육이 사용되어 목과 어깨 통증이 나타난다.

8) 치아 시림(Hypersensitivity)

(1) Brännström's hydrodynamic theory

치아에 heat, cold, air, pressure가 가해지면 dentinal tubule 내 dentinal fluid의 이동이 발생해 치아가 시리게 된다. 또한 교합력이 강하면 치아에 pressure를 주어 dentinal fluid가 이동하게 되어 치아가 시리게 된다.

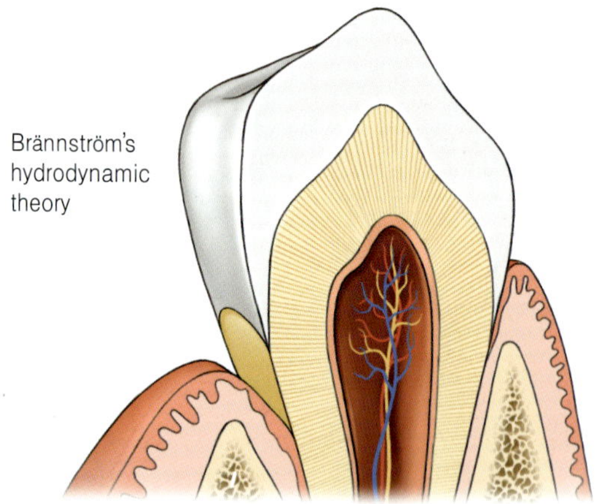

그림 2-53

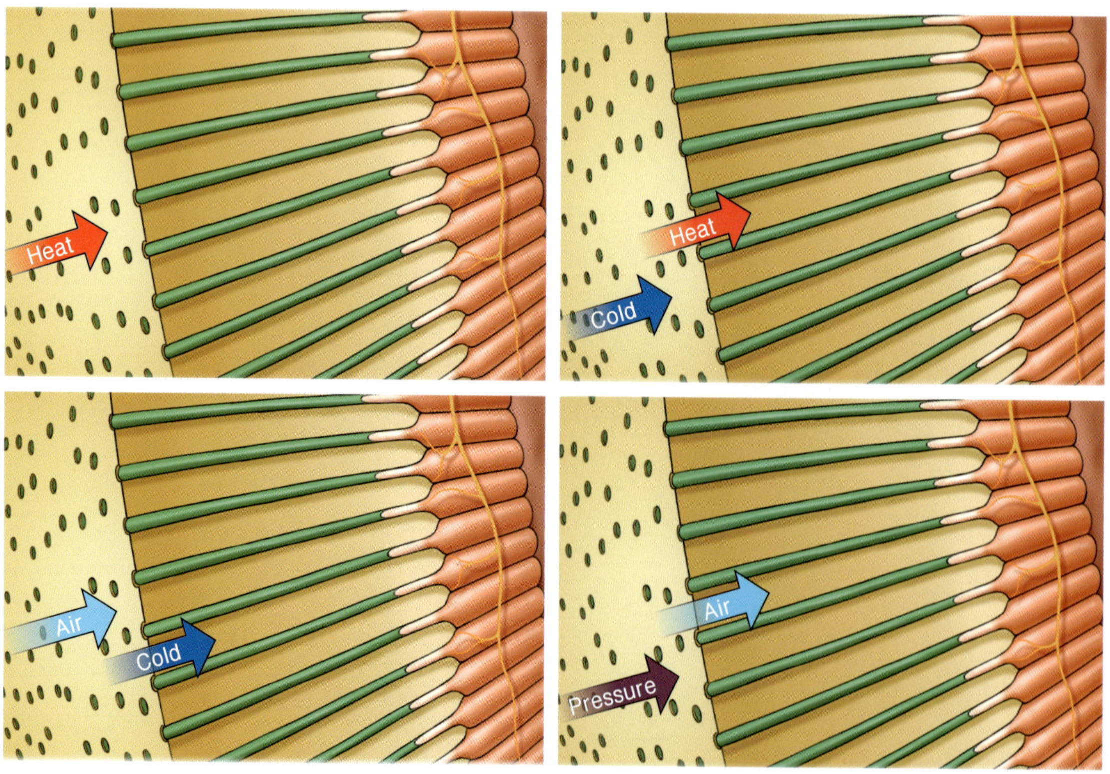

그림 2-54. Brännström's hydrodynamic theory.

9) 이명(Tinnitus)

이명의 원인에는 다음과 같은 요인들이 있다: 중이염(tympanitis), 이관염(salpingitis), 이석증, 메니에르병, 장기간의 소음에 노출, 청신경 종양, 턱관절 장애.

이명의 원인에 턱관절장애가 들어 있다는 것이 흥미롭다. 과다교합력이나 편측 저작으로 인해 턱관절에 과다한 힘이 오랫동안 가해지면 고막이 압박을 받아 이명이 발생할 수 있다.

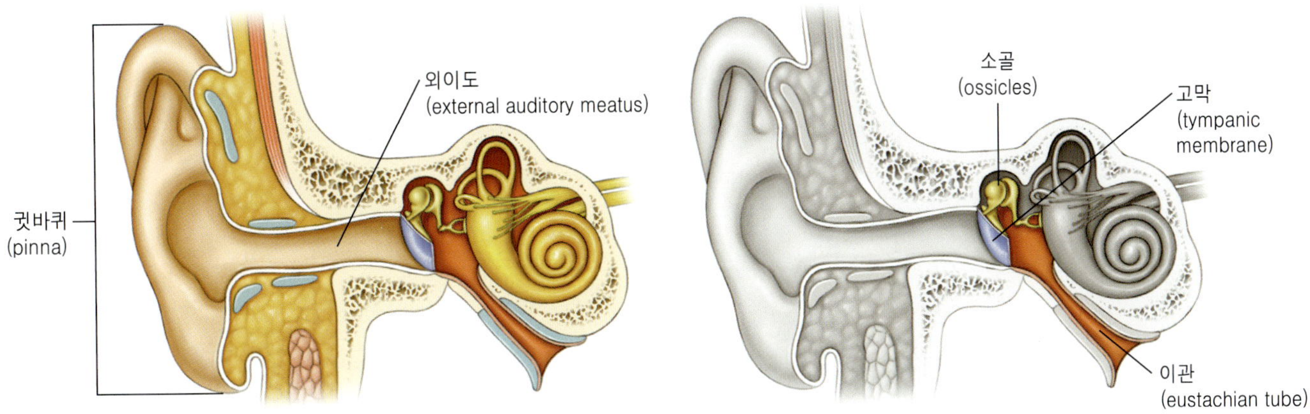

그림 2-55. 과다한 교합력이 있으면 하악과두가 하악와를 압박하고 이로 인해 하악와 후상에 있는 외이도의 고막(tympanic membrane)이 압박을 받아 이명이 발생한다.

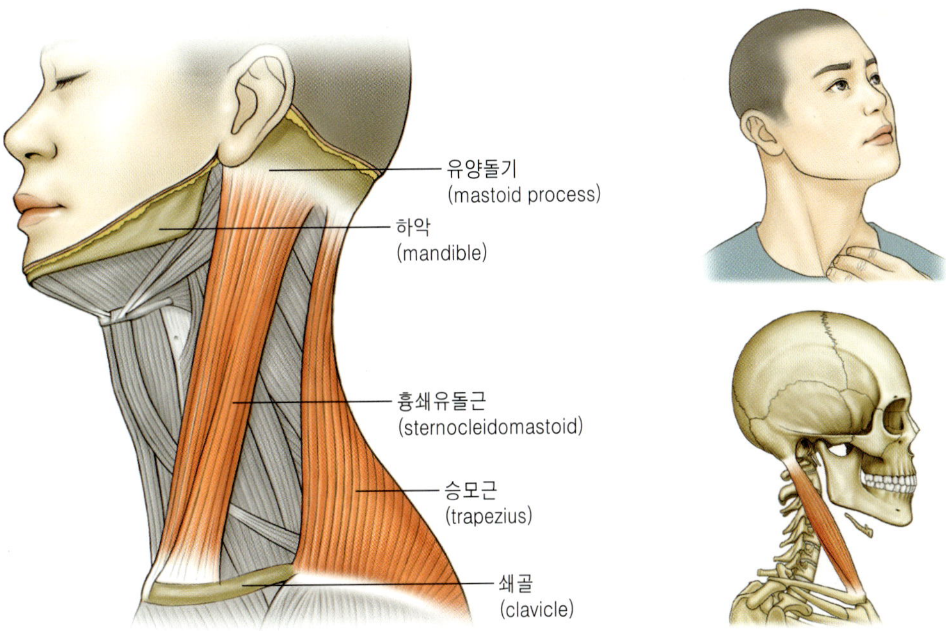

그림 2-56. 고개를 돌리면 반대쪽 흉쇄유돌근이 긴장하면서 측두골에 있는 유양돌기(mastoid process)를 당긴다. 그로 인해 턱관절이 압박을 받으며 이명이 심해지기도 한다.

③ 턱관절 증상의 임상적 원인

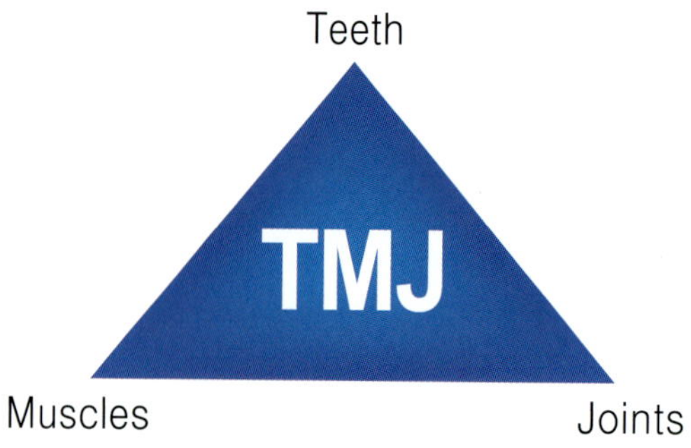

그림 2-57. 턱관절장애를 예방하려면 치아, 저작근, 턱관절의 균형을 맞춰주어야 한다.

① 과다한 교합력이 턱관절을 압박한다.

– 강한 저작근, 이갈이, 이 악물기, hard food 선호

② 편측 저작은 저작측을 압박하고, 균형측 관절원판을 변위시킨다.

– 편측 상실치아, 치과치료 중 편측 저작(신경치료), 편측 교합간섭, 편측 조기접촉

편측 저작	
저작측: 압박	**균형측: 관절원판 변위**
• 턱관절 압박감 • 활막염 • 원판후조직염 • 퇴행성 골관절염 • 정복성 관절원판 변위 • 비정복성 관절원판 변위 • 개구장애 • Crepitation	• 정복성 관절원판 변위 • 비정복성 관절원판 변위 • 개구장애 • Clicking • Popping

③ 교합의 불균형은 턱관절을 압박하고 턱관절 균형을 깨뜨린다.

– 구치 상실, 전치부 open bite, 급한 전치유도(linguoversion), deep bite

4 턱관절장애의 치료법

턱관절 치료의 핵심

① 과다교합력을 정상교합력으로 낮춰준다.
② 편측 저작을 양측 저작으로 회복해준다.
③ 저작계의 조화를 맞춰준다.

턱관절장애 치료법

1) 스플린트
2) 보톡스
3) 교합치료
4) 물리치료
5) 약물치료
6) 관절강세정술
7) 교정치료
8) FMR(full mouth rehabilitation)
9) DTR(disclusion time reduction)
10) 턱관절 수술

1) 스플린트

스플린트는 관절에 가해지는 힘을 차단해서 턱관절을 보호하고 치아교합을 안정적으로 해주어 근육을 이완해주는 효과가 있다.

(1) 관절보호 효과

과다한 교합력이 관절원판, 원판후조직, 하악과두와 하악와를 압박하는 것을 차단해서 턱관절을 보호해준다.

(2) 근육이완 효과

교합간섭, 조기접촉 등 교합의 불균형에 의해 생긴 저작근의 긴장과 통증을 스플린트를 착용함으로써 교합을 안정시켜주어 저작근의 긴장과 통증을 없애준다(muscle relaxation).

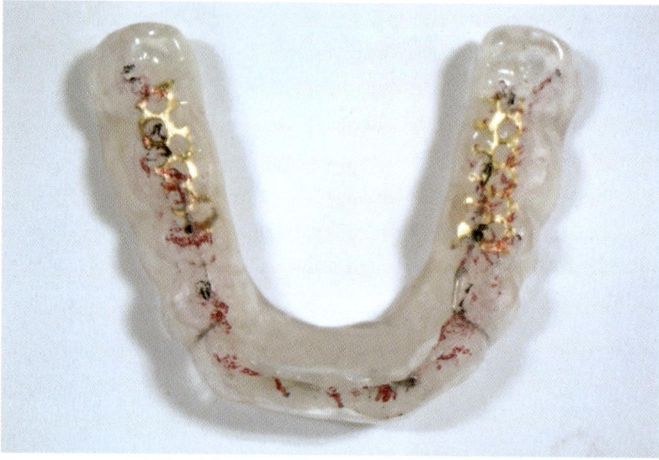

그림 2-58. 중심교합에서 #4, 5, 6, 7 치아가 균일하게 접촉하고, 측방운동에서 살짝 접촉한다. 전방운동 시 전치부가 접촉한다.

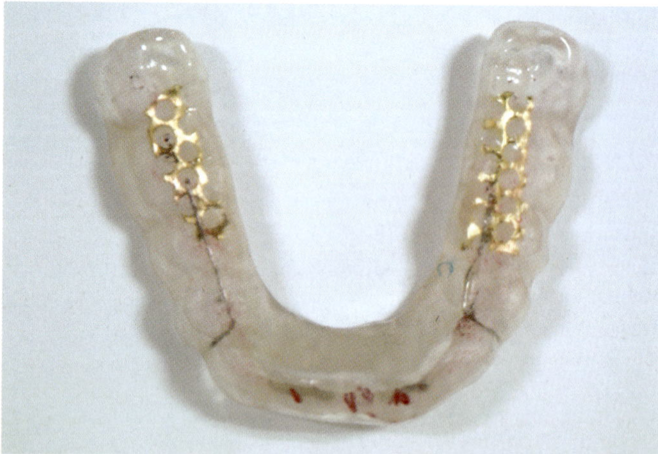

그림 2-59. 전방운동 시 전치부가 접촉해야 한다. 접촉하지 않으면 상악 전치가 맹출하여 자연치 접촉을 할 때 전치부 조기 접촉이 발생한다.

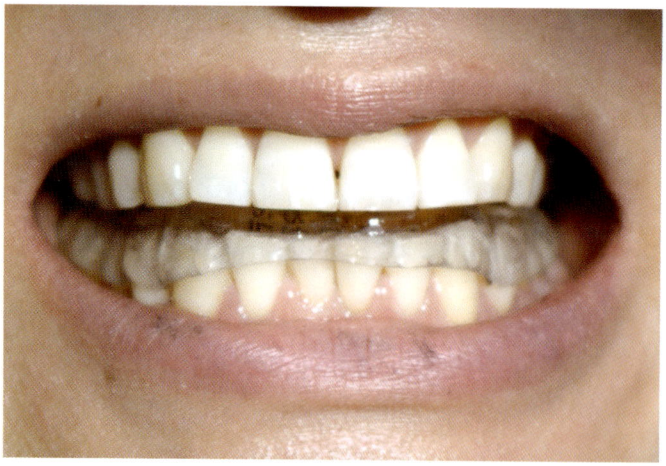

그림 2-60. 하악에 장착한 UCLA 스플린트. 스플린트를 하악에 장착하면 심미적으로도 좋고 발음도 잘 된다.

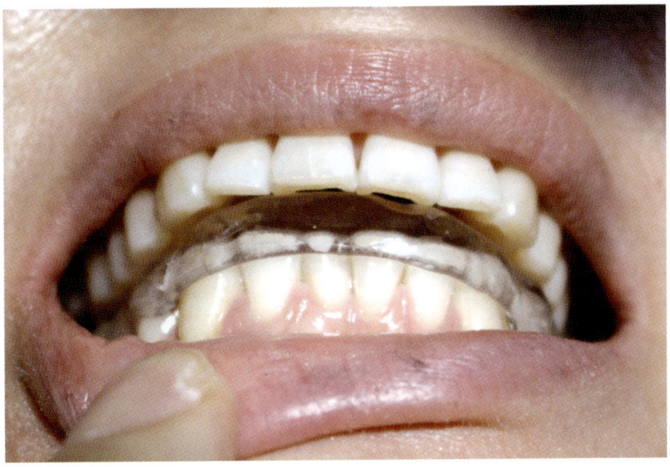

그림 2-61. 중심교합에서 전치부가 약하게 접촉하고 전방운동 시에 강하게 접촉해야 상악 전치의 맹출을 방지할 수 있다.

2) 보톡스

근육의 저작력을 20%~30% 줄여준다. 근신경의 신경전달을 차단하여 근육의 수축력을 줄임으로써 저작근의 저작력이 30%까지 감소한다.

저작력 감소로 턱관절에 가해지는 압력을 줄여주어 턱관절을 보호해주고, 교합력이 감소하여 Brännström의 hydrodynamic theory에서 나타나는 dentinal fluid의 흐름을 줄여주어 치아의 시린 증상이 감소한다. 1주일 이후에 저작력 감소효과가 나타나기 시작하여 3개월 정도 지속된다.

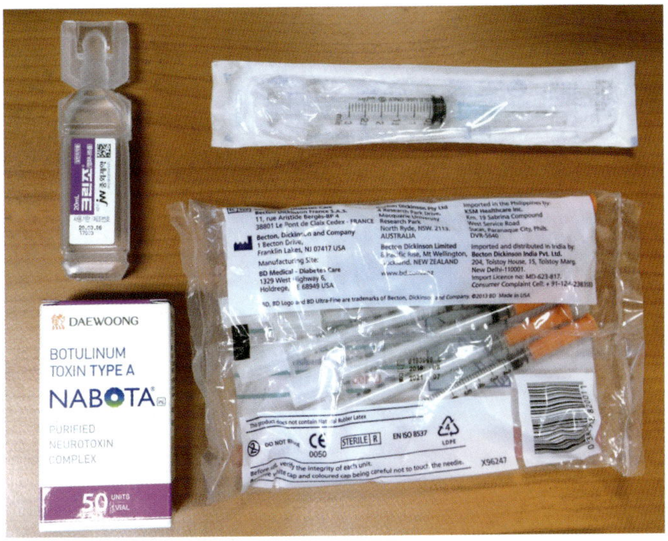

그림 2-62. Botulinum toxin, 생리식염수, 3cc 시린지, 인슐린 주사기.

(1) 치과 보톡스 임상

저작력을 30% 줄임으로써 나타나는 효과

- 치아파절 감소
- 치아마모 감소
- 어금니가 얼얼한 증상 감소
- 턱관절 하중을 줄여서 턱관절을 보호함
- 두통, 목통증, 어깨 통증을 줄여줌
- 전체 치아의 시린 증상을 줄여줌
- 이갈이를 줄여줌

환자 6 54세 남성. 전체 치아가 시림

보톡스 치료 후 치아의 시린 증상이 사라졌다. 과다저작력이 줄어들어 dentinal tubule 내의 dentinal fluid의 흐름이 감소하여 시린 증상이 사라졌다.

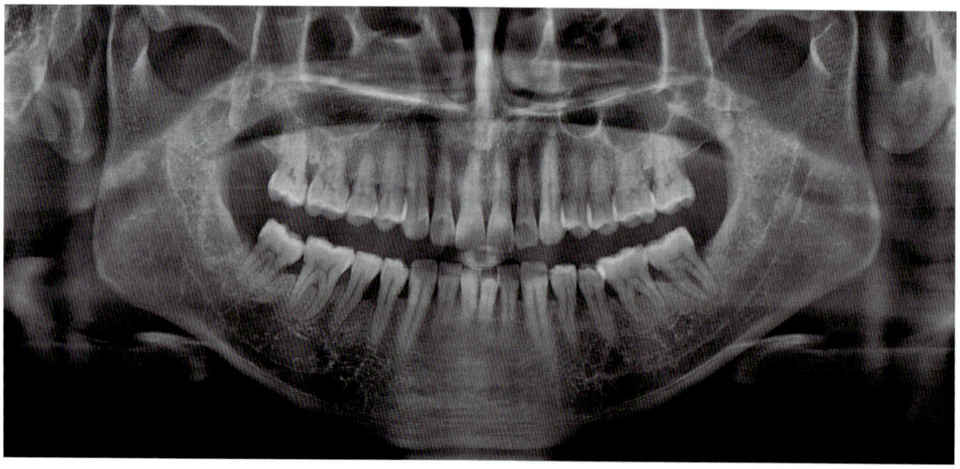

그림 2-63

이갈이 치료법

이갈이가 오래되면 치아마모, 두통, 목·어깨 통증, 턱관절 통증, 개구장애 등이 발생한다. 스플린트(night guard) + 보톡스(교근 50unit + 측두근 50unit)를 이용하여 이갈이를 줄여주고 이갈이 합병증을 줄여준다.

이갈이 환자에서 스플린트는 치아마모를 방지하고 턱관절을 보호해주며, 보톡스는 교합력을 줄여주어 이갈이의 강도를 약하게 줄여준다.

3) 교합치료

교합과 턱관절장애는 밀접한 상관관계가 있으므로 당연히 턱관절 환자에서 교합을 치료할 필요가 있다. 교합치료는 기본적으로 편측 저작을 양측 저작으로 만들어주고 나아가 레진, 보철, 교정, 교합재구성치료를 통해 교합 및 악구강계를 안정시켜줌으로써 결과적으로 저작계의 조화를 맞추어 주어서 턱관절장애를 치료하는 것에 그 목적이 있다. 교합의 변형 정도에 따라 교합조정부터 레진치료, 크라운을 비롯한 보철치료를 실시하고, 교합변형이 심하면 교정치료나 교합재구성치료(full mouth rehabilitation) 혹은 외과적 수술치료까지 실시해야 하는 경우도 있다.

또한 편측 저작을 양측 저작으로, 군기능치아를 견치유도로 회복해주는 것이 좋다. 편측 저작을 오래하면 저작측 턱관절이 마모되어 손상되고, 균형측 관절원판이 변위되므로 이를 방지하기위해 편측 저작을 양측 저작으로 회복해주어야 한다. 교합간섭이나 조기접촉이 있는 경우 교합조정을 실시하고 상실치아가 있으면 치아를 수복해서 정상교합상태를 만들어 줌으로써 편측 저작의 원인을 제거해준다.

견치가 마모되어 군기능을 하는 경우 견치 내면에 레진수복을 하여 견치유도로 회복해주면, 저작 시 저작근의 활성도를 줄여주어 저작근 긴장 및 통증을 줄일 수 있고, 턱관절에 가해지는 교합력도 줄여주어 턱관절을 보호할 수 있다.

교합치료는 가역적 교합치료와 비가역적 교합치료로 나눌 수 있다.

- 가역적 교합치료: 스플린트, 레진치료
- 비가역적 교합치료: 선택적 교합조정, 크라운을 비롯한 보철치료, 교정치료, 교합재구성치료, 외과적 수술치료

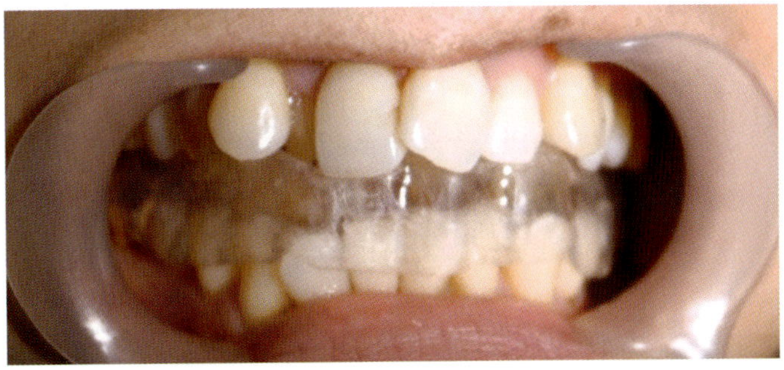

그림 2-64. 스플린트는 가역적 교합치료의 한 형태이다.

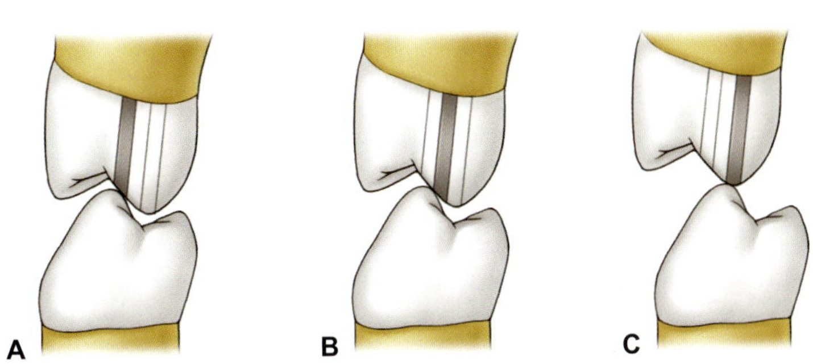

그림 2-65. 삼분율. A, 중심교두가 대합치 중심와에서 1/3 이내면 교합조정을 한다. B, 중심교두가 대합치 중심와에서 2/3에 있으면 고정성 보철치료를 한다. C, 중심교두가 대합치 중심와에서 3/3에 있으면 교정치료를 통해 교합치료를 해준다.

4) 물리치료

근육 통증과 관절 통증을 완화시켜주지만 근본적인 치료법은 아니고 일시적으로 통증을 경감시켜 준다.

- TENS: 통증 완화, gate-control theory
- 적외선: 통증 완화, 혈관 확장, 혈액순환 증진
- 저출력 레이저: 통증 완화, 조직의 healing 촉진, 미토콘드리아 활성화, ATP 증가
- 초음파: 통증 완화, 온도 상승, 혈류량 증가. 단, 성장기 아동의 하악과두 성장점에 손상을 줄 수 있으므로 성장기 아동에게는 실시하지 않는다.

물리치료 보험청구

가. 악관절 단순자극요법
- 표층열치료: 적외선, hot pack
- 심층열치료: 초음파, cold pack

나. 악관절 전기자극요법: TENS

다. 악관절 복합자극요법
- 저출력 레이저, 근육발통점 주사

라. 분사신장요법(spray & stretch therapy)

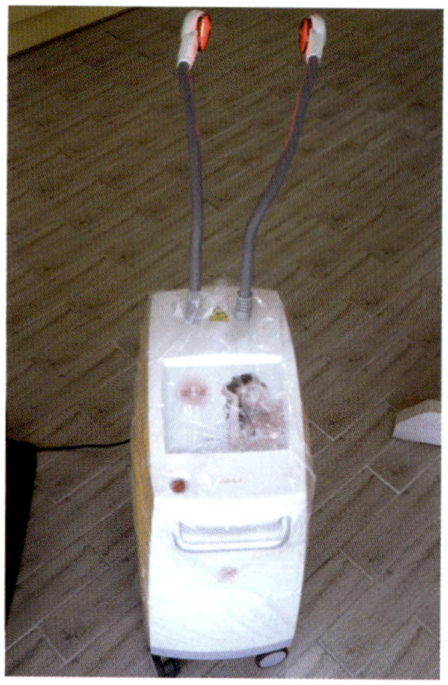

그림 2-66. 적외선과 diode 레이저. 레이저 빛은 눈에 보이지 않는다.

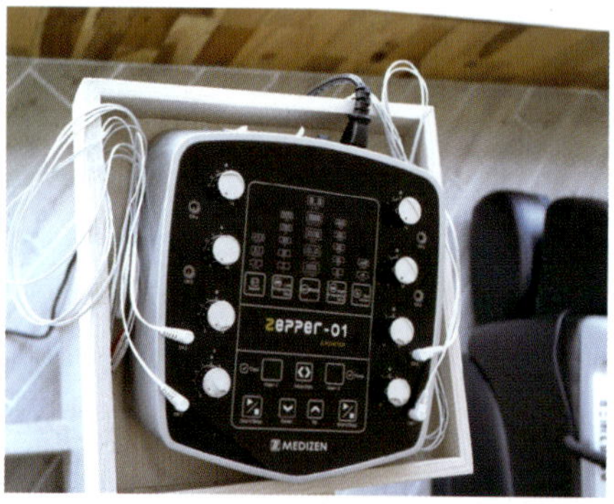

그림 2-67. TENS(transcutaneous electrical nerve stimulation, 경피전기신경자극치료기).

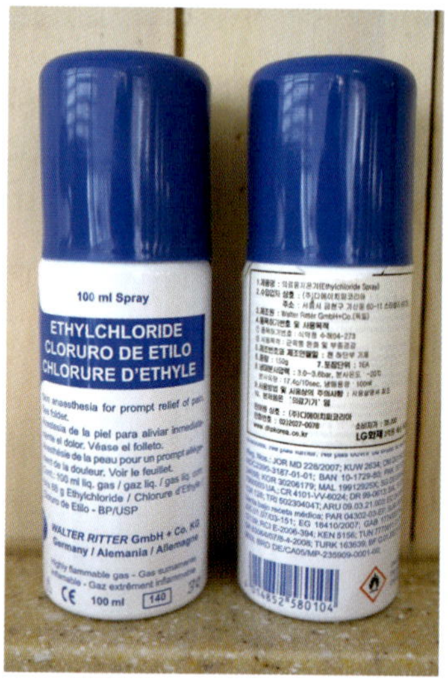

그림 2-68. Ethylchloride spray. −20℃ 온도로 분사되어 근육 통증을 순간적으로 줄여주므로 이때 통증이 적은 상태에서 개구운동을 하거나 고개를 돌리도록 해서 근육을 신장시켜 준다.

5) 약물치료

턱관절장애 환자에게 처방하는 약물로는 진통소염제와 근육이완제, 그리고 마그네슘이 있다.

진통소염제는 진통을 완화시켜주고 염증을 줄여주므로 활막염, 관절낭염, 원판후조직염, 퇴행성 골관절염 환자들에게 사용하고, 근육이완제는 긴장된 근육을 이완시켜주어 근육 통증을 줄여주므로 저작근 통증, 근육성 개구장애 환자들에게 2주 이상 처방한다.

마그네슘(Mg)은 근육의 이완과 수축을 원활하게 하고, 혈액순환을 도와 근육의 만성피로를 풀어주고, 근육 경련을 예방해주므로 두경부 통증을 비롯한 근육성 턱관절장애 환자들에게 사용한다.

6) 관절강세정술(Arthrocentesis)

관절강에 염증이 심해서 통증이나 개구장애, 부종 등이 있을 경우 상관절강에 2개의 주사기를 삽입해 식염수를 input, output 해서 상관절강을 세척해준다. 귀 앞쪽에 있는 이개측두신경(auriculotemporal nerve)을 침윤마취한 후 시행한다.

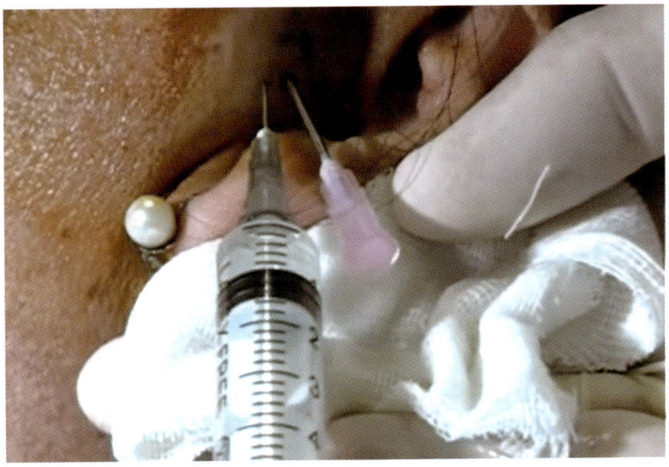

그림 2-69

7) 교정치료

턱관절장애는 교합이 달라져서 생기는 경우가 상당히 많다. Open bite, deep bite, 급한 상악 전치유도(linguoversion), crowding 등 교합변화가 심한 경우엔 교정치료를 통해 교합을 안정시켜준다. 이때 견치유도를 만들어주는 것이 중요하다. 견치유도를 회복해 주어서 구치부 저작근에 긴장이 생기지 않도록 해주어야 한다.

양쪽 condyle이 흡수되고 전치부 open bite이 발생하는 juvenile arthritis도 턱관절 치료를 시행하기 전에, 또 교정치료를 하기 전에 감별하여야 한다.

8) FMR(Full mouth rehabilitation, 전악 보철)

Deep bite이 심하거나 교합을 전체적으로 재구성해야 할 필요가 있을 때 전악보철을 시행한다. 저작용 스플린트를 이용해 임시 전악보철의 효과를 확인한 후 실제 전악보철 치료를 시행한다.

9) DTR(Disclusion time reduction)

견치유도를 회복해주어 구치의 접촉시간을 줄여줌으로써 구치의 과다교합력이나 구치의 교합간섭으로 인해 발생하는 저작근 통증이나 턱관절장애를 치료해주는 방법이다. 저작근 원인의 턱관절장애 치료에 효과가 있다.

DTR 치료를 위해서는 4가지 장치가 필요하다.

- 3D CBCT: 턱관절골의 상태를 확인한다.
- JVA(joint vibration analysis): 관절원판 상태를 확인한다.
- EMG(electromyography): 근육 상태를 확인한다.
- T-Scan: 교합 상태를 확인한다.

10) 턱관절 수술

턱관절부위에 외상이 발생했거나 감염에 의한 septic arthritis 또는 ankylosis, condyle hyperplasia, tumor, osteomyelitis, 습관성 탈구 등이 있을 때에는 외과적 수술을 해야 한다.

여러 턱관절 치료법 중에 저자가 시행 중인 치료법은 다음과 같다.

	턱관절 치료법	저자가 시행 중인 치료법
1	스플린트	○
2	보톡스	○
3	교합치료	○
4	물리치료	○
5	약물치료	○
6	관절강세정술	○
7	교정치료	Refer
8	FMR(full mouth rehabilitation)	하악만 ○
9	DTR(disclusion time reduction)	견치 resin add만 실시
10	턱관절 수술	Refer

5 턱관절장애의 증상별 치료법

1) 소리

Clicking, Popping	• 보철치료, 교합조정 등을 해서 편측 저작을 양측 저작으로 회복해준다. • 악화되는 것을 예방하기 위해 수면 시 스플린트를 한다.
Crepitation	• 턱관절에 가해지는 하중을 줄이기 위해 수면 시 스플린트를 하고, 보톡스 주사를 놓아서 저작력을 줄여준다.

2) 통증

활막염, 관절낭염, 원판후조직염	• 스플린트를 하고 보톡스 주사를 놓아서 턱관절에 가해지는 하중을 줄여주고 물리치료, 약물치료를 해서 통증을 없애준다. • 편측 저작인 경우 보철치료나 교합조정을 통해 양측 저작을 회복해준다.
퇴행성 골관절염	• 스플린트와 보톡스 주사를 통해 턱관절에 가해지는 하중을 줄여주고 물리치료와 약물치료(소염진통제)를 실시해서 통증을 줄여준다. • 관절염증이 심할 땐 관절강세정술을 실시한다.

3) 개구제한

근육 통증으로 인한 개구제한	• 보톡스로 저작근을 이완시켜주고 과다교합력을 감소시켜 준다. • 근육이완제와 마그네슘을 처방하고 물리치료를 실시한다.
관절원판 변위로 인한 개구제한	• 스플린트와 보톡스치료를 해서 관절원판에 가해지는 하중을 줄여준다.
퇴행성 골관절염으로 인한 개구제한	• 스플린트와 보톡스치료를 통해 턱관절에 가해지는 하중을 줄여주고, 소염진통제를 처방한다. • 필요시 관절강세정술을 시행한다.

개구가 되지않아 스플린트를 제작할 impression을 뜨지 못할 때

① Temporary resin을 mixing해서 전치부에 직접법으로 전치부 스플린트를 만들어 준다. (상악 #15~25까지)

② 보톡스로 저작근을 이완시켜 준다.

③ 1~2주 후 개구가 되면 하악에 전체 스플린트를 만들어 준다.

턱관절을 치료해도 반응이 없을 때

① 스플린트 교합조정을 한다.

② 스플린트 고경을 높인다.

③ 저작용 스플린트로 바꾼다.

③ 숨어 있는 비기능 습관을 찾아 수정한다(운동 시 이 악물기, 말 많이 함, 노래를 많이 부름 등).

턱관절과 무릎관절의 차이	
턱관절 환자	**무릎관절 환자**
• 저작근에서 힘을 받는다. • 교근이 수축하면 턱관절이 눌린다. • 턱관절주위 근육의 힘을 줄여주어야 턱관절이 건강해진다.	• 관절 외부에서 힘이 들어온다. • 무릎에 가해지는 외부의 힘을 무릎 주위 근육이 막아준다. • 무릎 주위의 근육을 발달시켜주어야 무릎이 건강해진다.

턱관절장애 요점정리

1. 과다교합력과 편측 저작, deep bite, 교합간섭, 이갈이 등이 저작계의 조화를 깨뜨려 턱관절장애를 일으킨다.
2. 균형측 작업측 대연현상에 의해 관절원판이 변위되고 원판후조직통증과 개구장애가 발생한다.
3. 턱관절 치료의 원리는 교합력을 줄여주고 양측 저작을 회복해주는 것이다.

6 턱관절 실제 임상 Case

1) 소리

환자 7 58세 여성. 우측 clicking

주로 좌측 저작을 해서 1년 전부터 우측에 clicking이 발생하였다(균형측 대연현상).
가끔 우측으로 저작해보면 우측에 통증이 발생하였다(우측 관절원판 전방 변위로 인해 원판후조직이 눌려서 통증발생, 균형측 보월현상).

- 진단: 우측 관절원판 정복성 변위, Rt. Disc displacement with reduction
- 치료: 스플린트, 보톡스, 양측 저작 회복(교합조정)

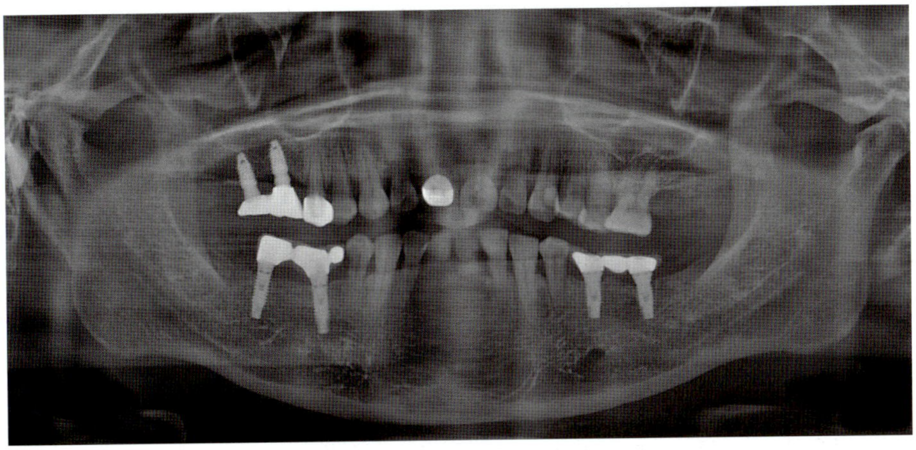

그림 2-70

좌측 저작으로 인해 우측 관절원판이 전방 변위되는 균형측 대연현상이 발생하여 우측에서 clicking이 생겼다. 우측으로 저작하면 통증이 발생하는데, 이는 우측 관절원판이 전방 변위된 상태에서 저작함으로써 우측 하악과두가 우측 원판후조직을 압박하여 통증이 발생하는 균형측 보월현상이다.

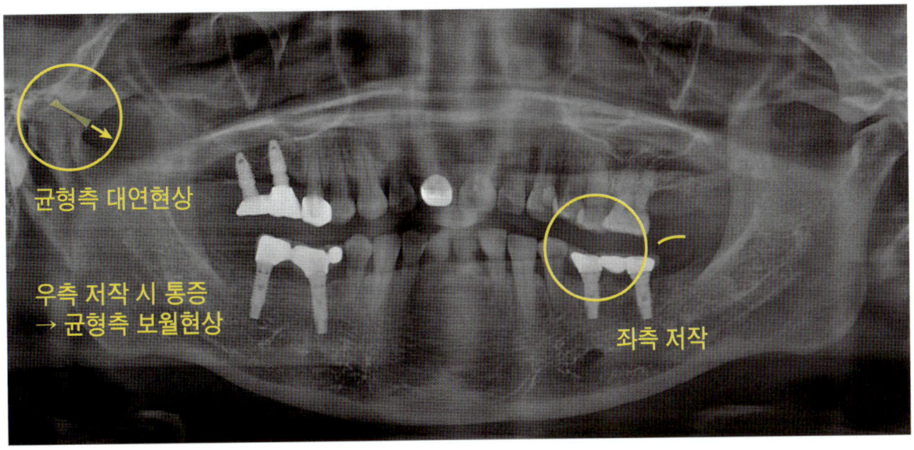

그림 2-71

환자 8 30세 남성. 크게 개구할 때 우측 소리

#34, 44 congenital missing이 있어 전체적인 교합이 불안정하고 #24, 25 교합이 뜬다.
주로 우측 저작을 해서 우측 관절원판의 운동성이 증가하여 우측 관절원판이 전방 변위되어 최대개구 시 우측에서 clicking이 발생한다(저작측 대연현상).

- 진단: 우측 관절원판 정복성 변위
- 치료: 교정치료와 #34, 44 부위 임플란트 치료를 해서 양측 저작을 회복해준다.

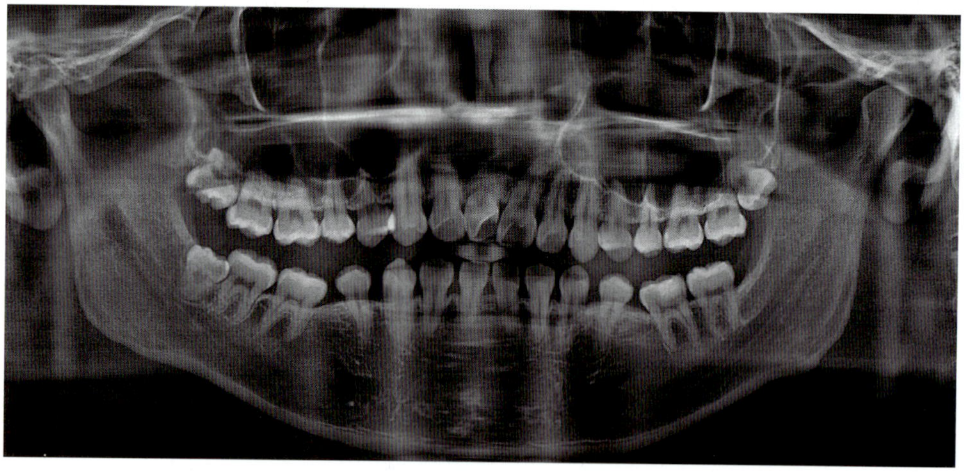

그림 2-72

20번대가 떠서 교합이 안 되니 우측 저작을 하였다. 우측 관절원판의 운동성이 증가하여 우측 관절원판이 전방 변위되어 개구 시 우측에서 clicking이 발생한다.

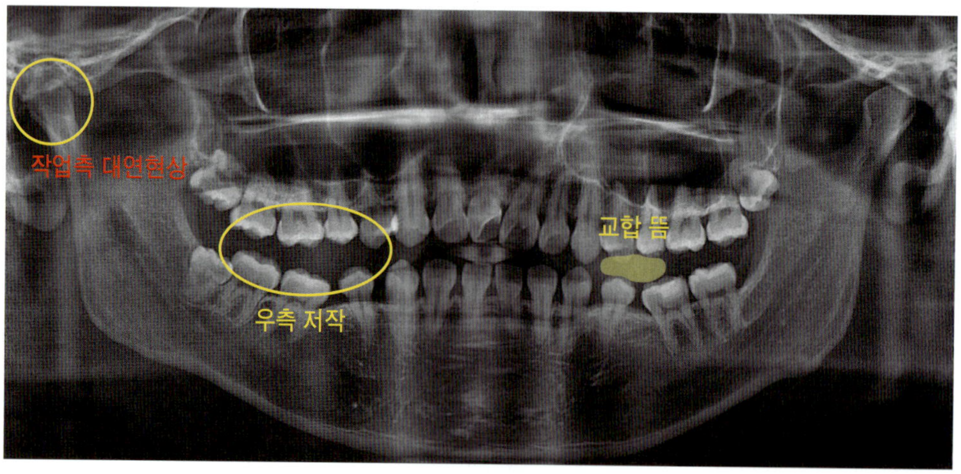

그림 2-73

우측 하악과두에 골변형이 보인다.

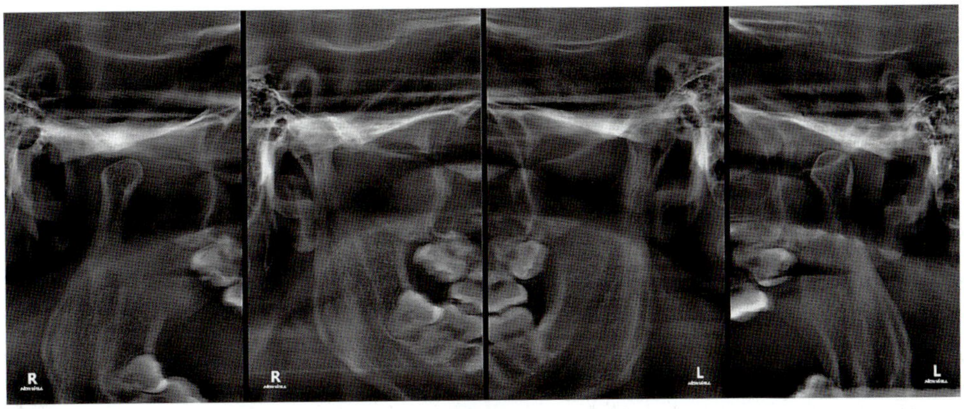

그림 2-74

2) 통증

환자 9 21세 남성. 개구 시 좌측 통증, 우측 clicking

오랫동안 좌측 저작을 해서 관절원판이 압박받아 활막염이 생겼다. 그로 인해 개구 시 관절원판이 활주운동을 할 때 좌측에 통증이 발생한다. 좌측 저작으로 인해 2년 전부터 우측에 clicking이 발생하고 있다(균형측 대연현상). 두통도 있다.

- 진단: 좌측 활막염(Lt. synovitis), 우측 관절원판 변위(Rt. disc displacement with reduction)
- 치료: 스플린트, 보톡스, 양측 저작 회복(교합조정), 약물치료, 물리치료

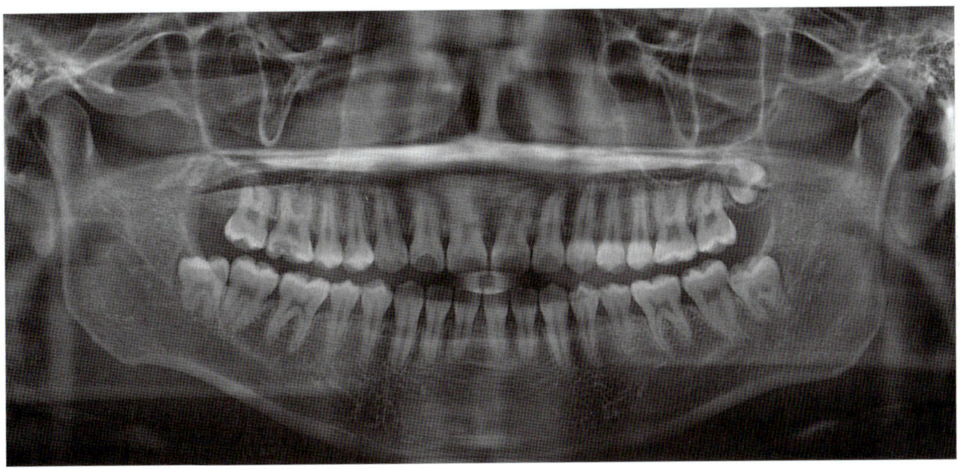

그림 2-75

좌측 교근이 더 발달해 있다.

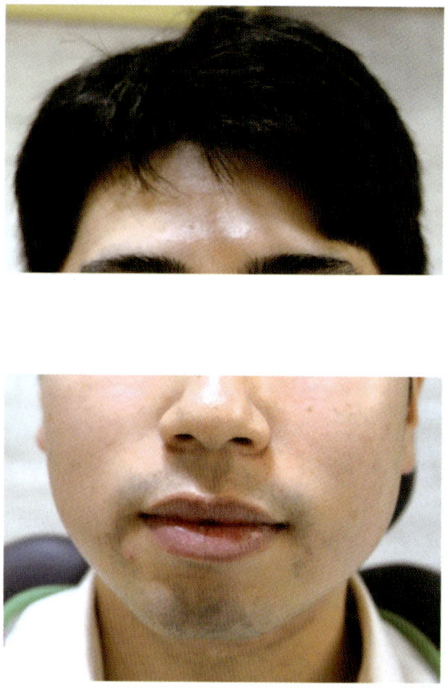

그림 2-76

오랫동안 좌측으로 저작해서 좌측 관절원판이 압박받고 활막염이 생겼다. 그로 인해 개구 시 관절원판이 활주운동을 할 때 좌측에 통증이 발생한다. 좌측 저작으로 인해 우측 관절원판이 전방 변위되어 우측에 clicking이 발생한다.

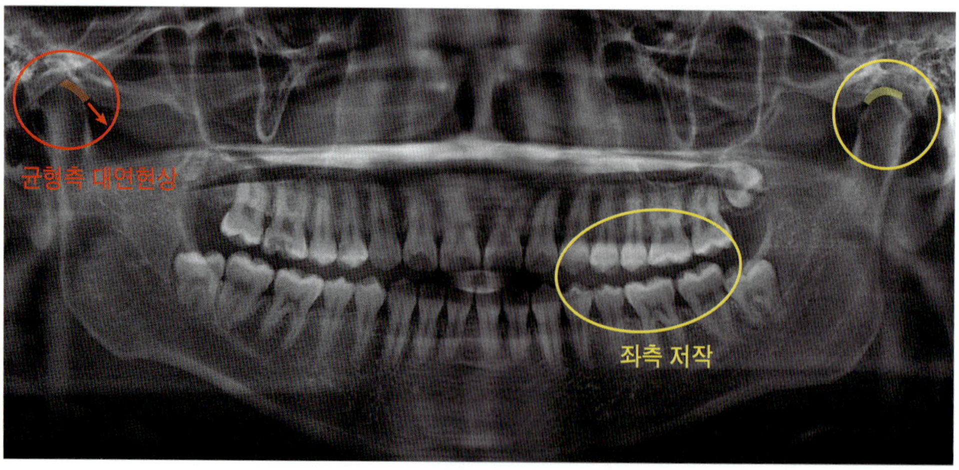

그림 2-77

환자 10 17세 여성. 개구 저작 시 좌측 통증, 우측 clicking

전치부 전방유도가 되지 않고 견치유도도 되지 않는다. 그로 인해 구치부가 주로 기능하며 저작근을 긴장시키고 구치부 저작으로 인해 턱관절에 하중이 많이 가게 된다.

좌측 저작으로 인해 관절원판이 압박되어 활막염이 발생해서 개구 시와 저작 시에 좌측 통증이 있는데, 1년 전부터 가끔 아프다가 일주일 전에 심해졌다. 두통이 있었고 좌측에서 가끔 이명이 들린다(삐~3초). 가끔 어지럽다. 좌측 저작으로 인해 우측 clicking이 발생하였다.

- 진단: 좌측 활막염(Lt. synovitis), 우측 관절원판 변위(Rt. disc displacement with reduction)
- 치료: 스플린트, 보톡스, 약물치료, 물리치료, 전방유도 회복을 위해 교정치료 권유

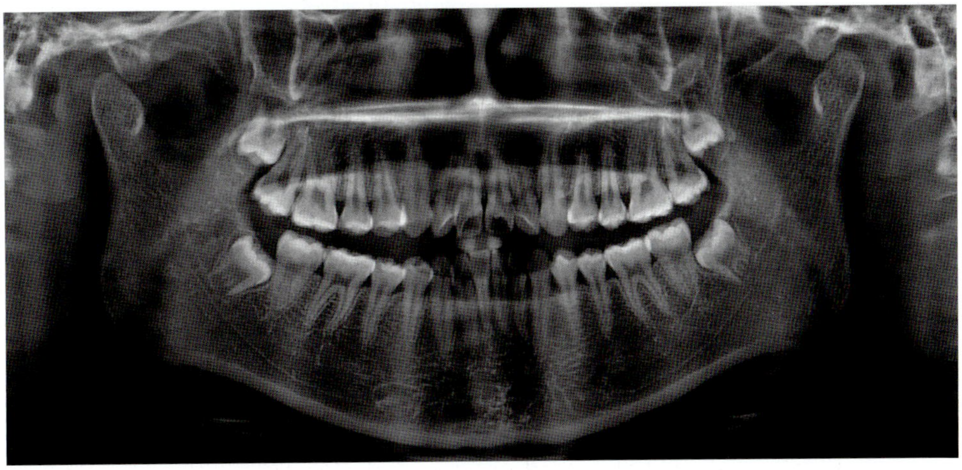

그림 2-78

전방유도가 되지 않고 견치유도도 되지 않는다. 구치부가 하중을 많이 받는다.

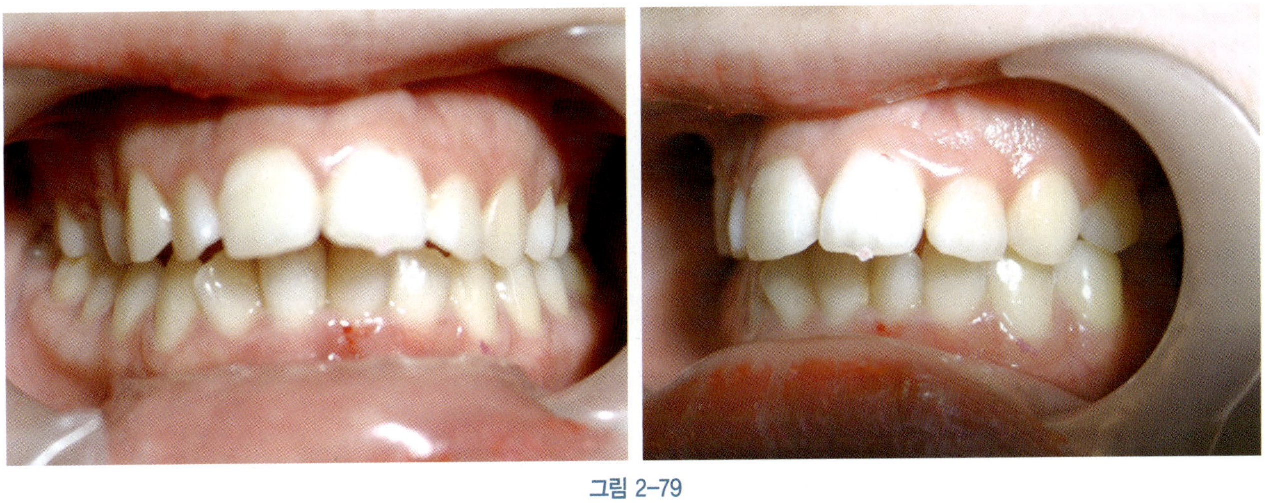

그림 2-79

전치부가 떠서 구치부가 하중을 많이 받는다. 저작근이 쉽게 긴장되고 턱관절에 하중이 많이 가서 관절원판을 압박한다. 좌측 저작으로 인해 좌측 통증이 발생하고, 우측엔 clicking이 발생하였다.

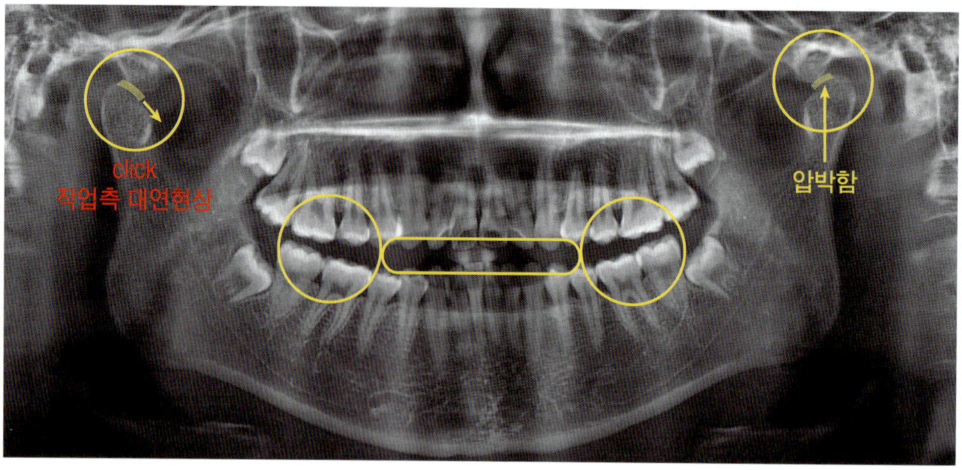

그림 2-80

환자 11 62세 남성. 우측 저작 시 우측 통증, #15, 36 시림

2개월 전부터 우측 저작 시 우측 통증이 있고, #15, 36 치아가 시리다.

과다한 교합력으로 인해 관절원판이 압박받아 활막염 및 퇴행성 골관절염이 발생하였다. 과다교합력으로 인해 치아도 시리다.

- 진단: 우측활막염(Rt. synovitis)
- 치료: 스플린트와 보톡스치료로 과다교합력이 턱관절과 치아를 압박하는 힘을 줄여주었다. 저작 시 우측 통증이 사라졌고 #15, 36 치아의 시린 증상도 사라졌다.

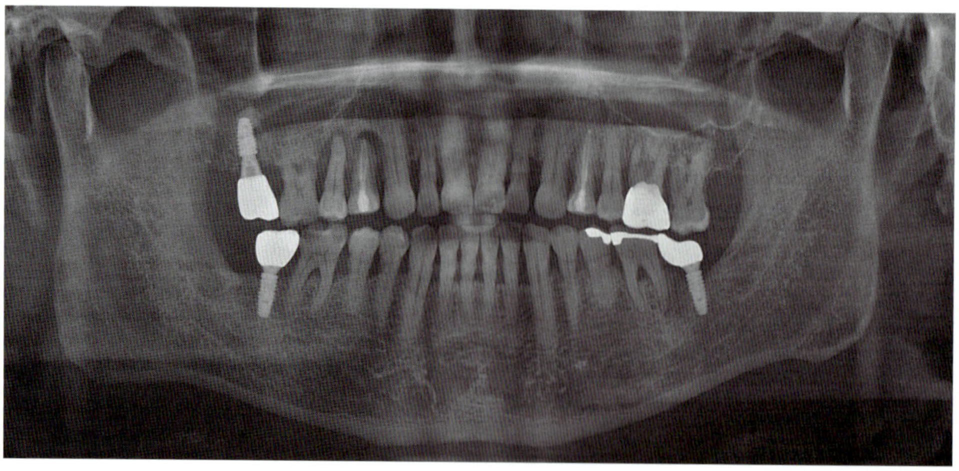

그림 2-81

과도한 저작력이 관절원판을 압박하여 우측 관절통증이 발생하였고, 과다교합력으로 인해 #15, 36 치아에 시린 증상이 발생하였다.

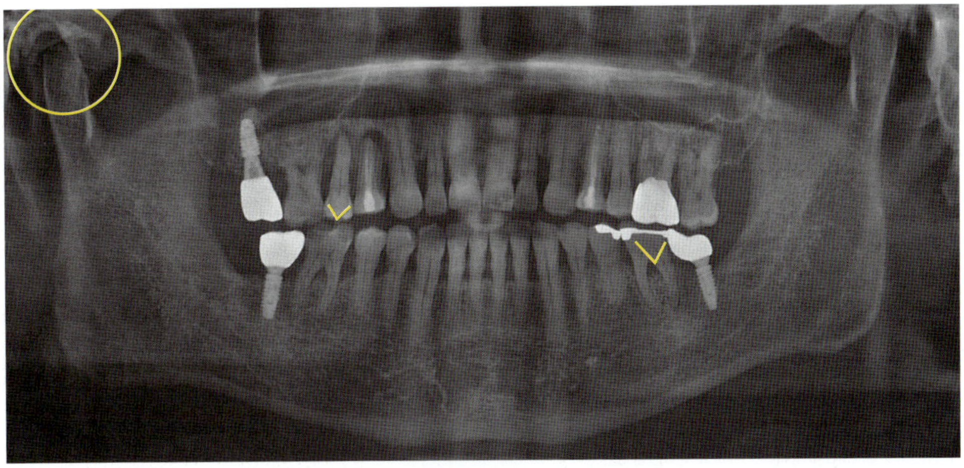

그림 2-82

우측 하악과두에 편평화된 모습이 보인다.

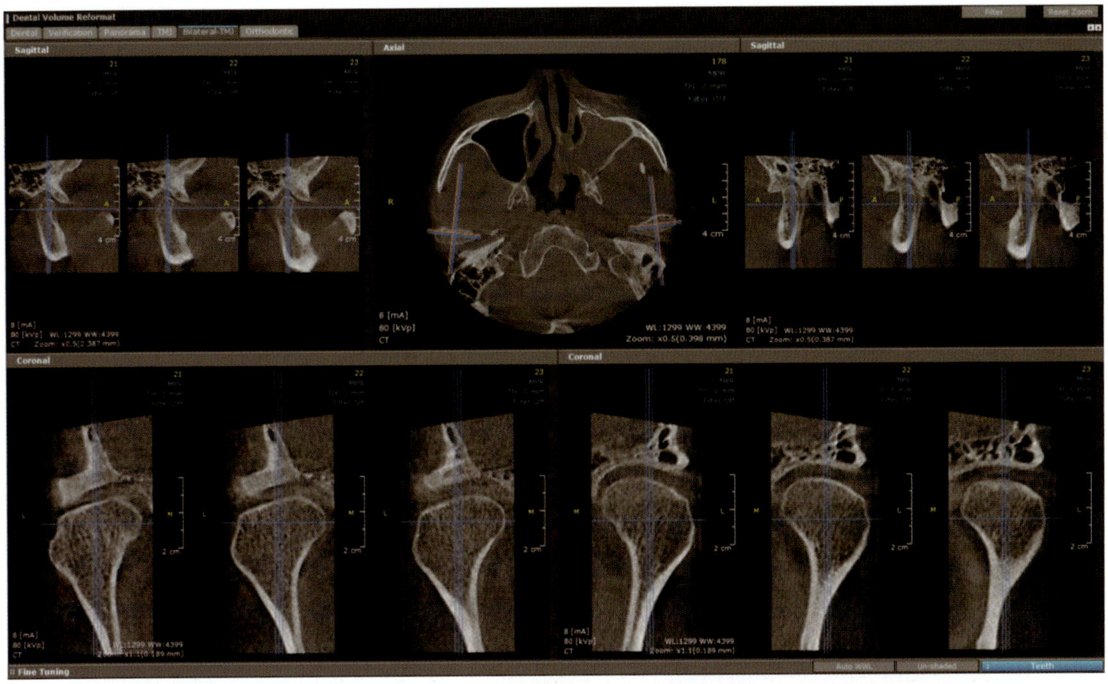

그림 2-83

환자 12 49세 여성, 개구 시 좌측 통증, 우측 clicking

수십 년 동안 좌측 저작을 해서 좌측 턱관절에 퇴행성 골관절염이 생기고, 개구 시 좌측 통증과 우측 clicking이 있다. 우측 clicking은 여러 해 지속되었다(균형측 대연현상). 좌측에 이명이 있고 두통과 목·어깨 통증도 있다. 몇 년 전에 치과치료 후 개구제한을 경험하였다.

- 진단: 좌측 퇴행성 골관절염(Lt. osteoarthritis), 우측 관절원판 변위(Rt. disc displacement with reduction)
- 치료: 스플린트와 보톡스 치료로 턱관절에 가해지는 하중을 줄이고 교합조정을 해서 양측 저작을 회복시킨다. 물리치료와 소염진통제 처방도 병행하였다.

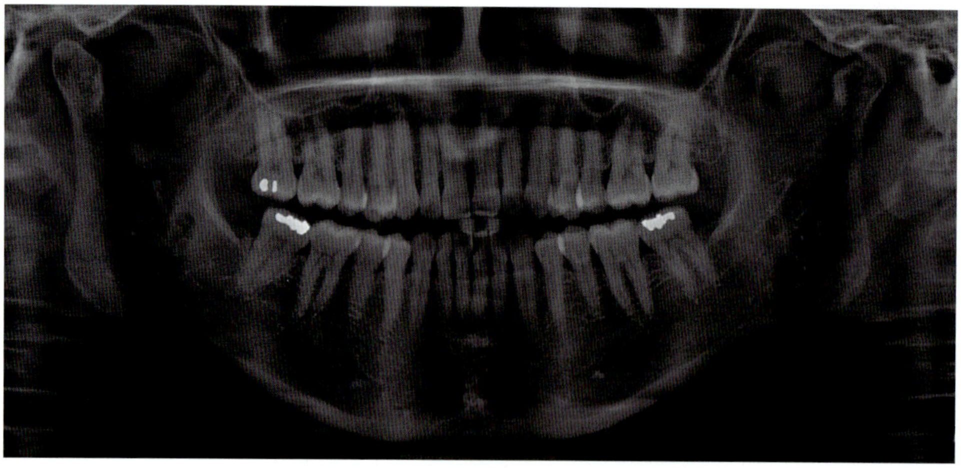

그림 2-84

수십 년간 좌측 저작을 해서 좌측에 퇴행성 골관절염이 발생하고, 우측엔 clicking이 발생했다. 좌측 이명 및 두통 목·어깨 통증도 있다.

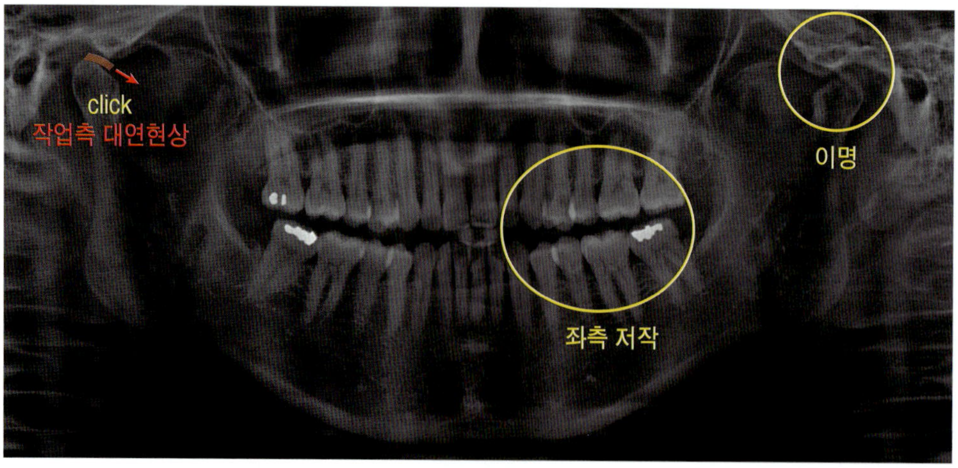

그림 2-85

좌측 하악과두가 편평하고 변형되어 있다.

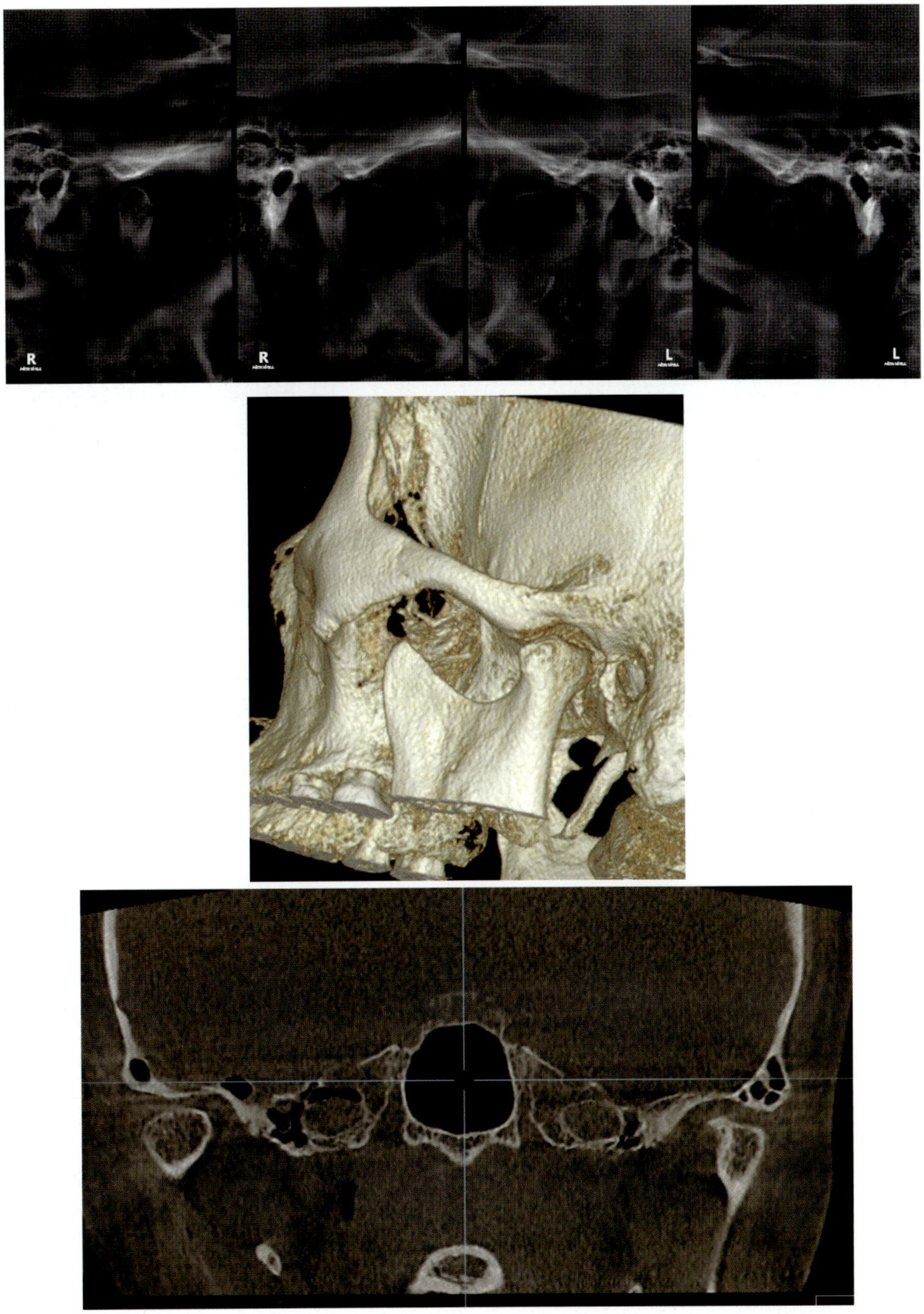

그림 2-86

환자 13 53세 여성. 턱 내밀 때 우측 통증, 우측 눈 통증

우측(#17)에 음식물이 껴서 오랫동안 좌측 저작을 함으로써 하악을 좌측으로 이동시키는 우측 외측익돌근에 통증이 생겼다. 그럼으로 인해 전방운동 시와 하악 좌측 이동 시 우측 외측익돌근에 통증이 발생하고 연관통으로 우측 눈 부위에 통증이 느껴졌다.

- 진단: 우측 외측익돌근 근육통, 우측 눈 연관통
- 치료: #17 치아에 레진충전을 해서 food impaction을 방지하여 양측교합을 회복해주었다. 보톡스를 교근에 주입하여 저작력을 줄여주고 근육을 이완시켜 주었다. 물리치료를 시행하였다.

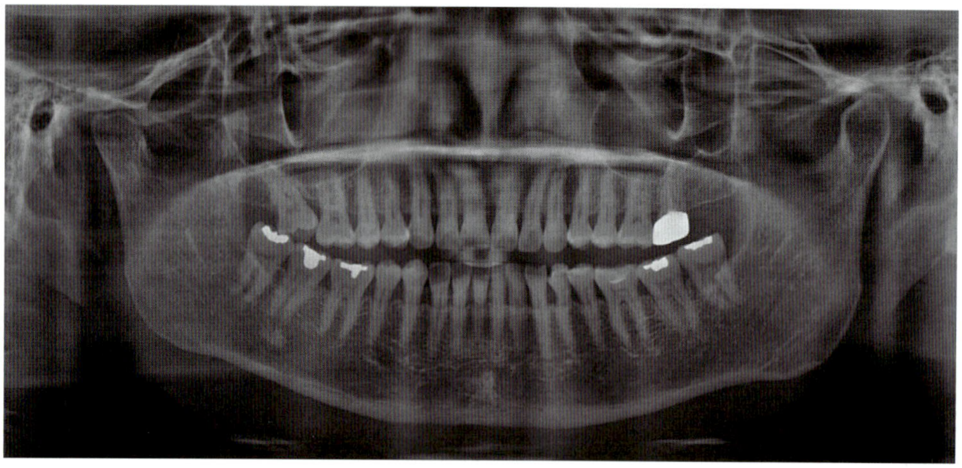

그림 2-87

#17 치아 food impaction 때문에 좌측 저작을 오랫동안 해서, 하악을 좌측 운동시키는 우측 외측익돌근에 통증이 발생하였다. 연관통으로 우측 눈 부위 통증도 발생하였다.

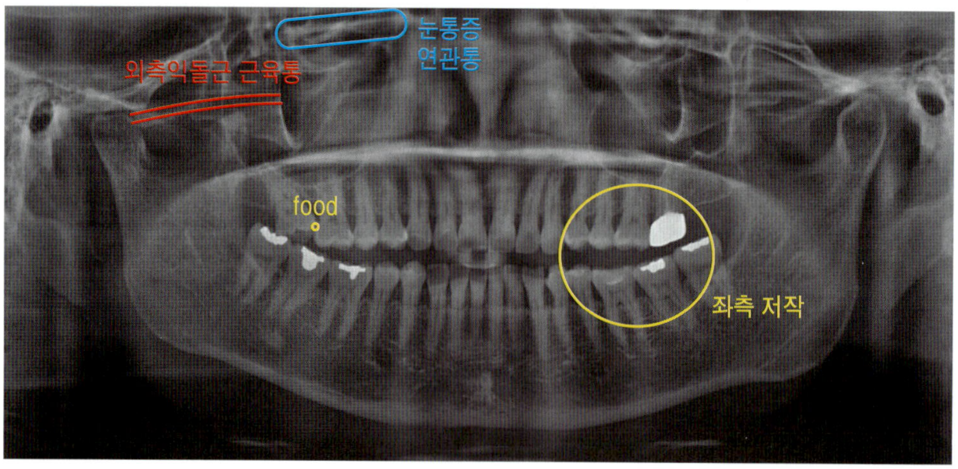

그림 2-88

환자 14 43세 여성, 양쪽 압박감, 통증

과다한 교합력과 이 악물기 습관으로 인해양쪽 턱관절에 활막염이 생겨 압박감이 느껴지고 땡기는 느낌이 드는 환자이다. 자려고 누우면 더 터질듯이 아프고, 어제는 아파서 새벽까지 잠을 못 잤다. 가끔 머리도 아프고, 오늘은 잠깐 이명도 느꼈다.

- 진단: 양쪽 활막염(bilateral synovitis)
- 치료: 스플린트로 턱관절이 눌리는 것을 차단해주고, 보톡스로 저작력을 줄여주어 턱관절에 가해지는 압력을 줄여준다. 약물치료(소염진통제, 근이완제), 물리치료를 시행하였다.

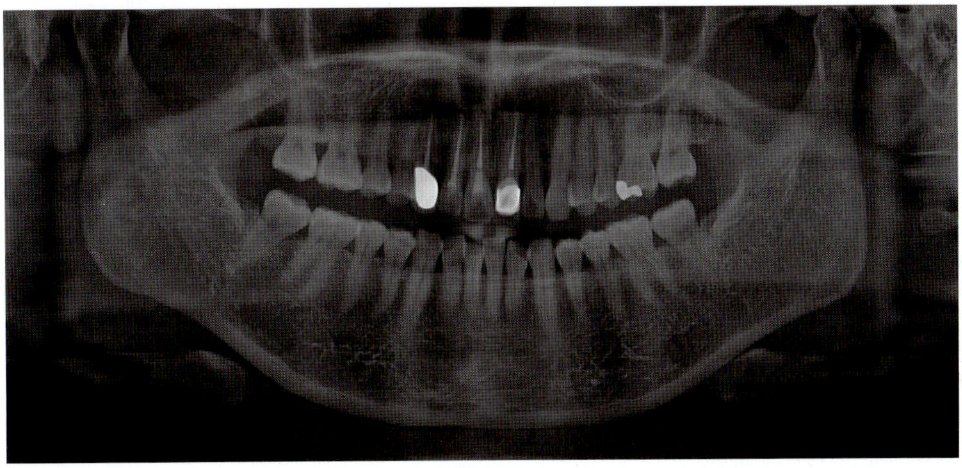

그림 2-89

이 악물기와 과다교합력으로 인해 턱관절이 압박을 받아 양쪽에 활막염이 발생하였다.

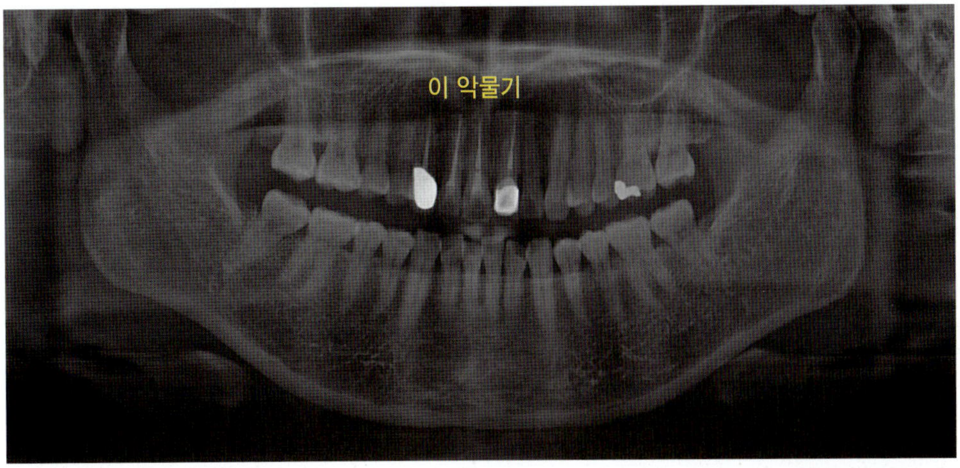

그림 2-90

하악에 스플린트를 장착하여 턱관절이 눌리는 것을 막아주었다.

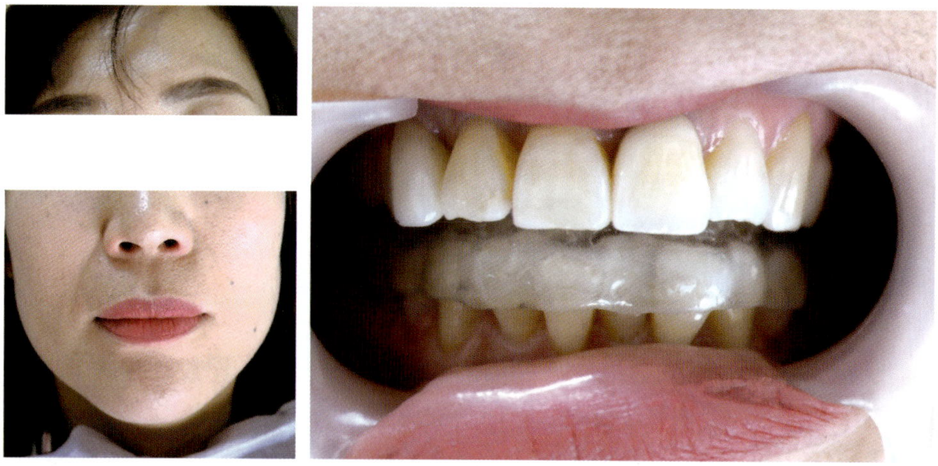

그림 2-91

사진상에 특이한 소견은 보이지 않는다.

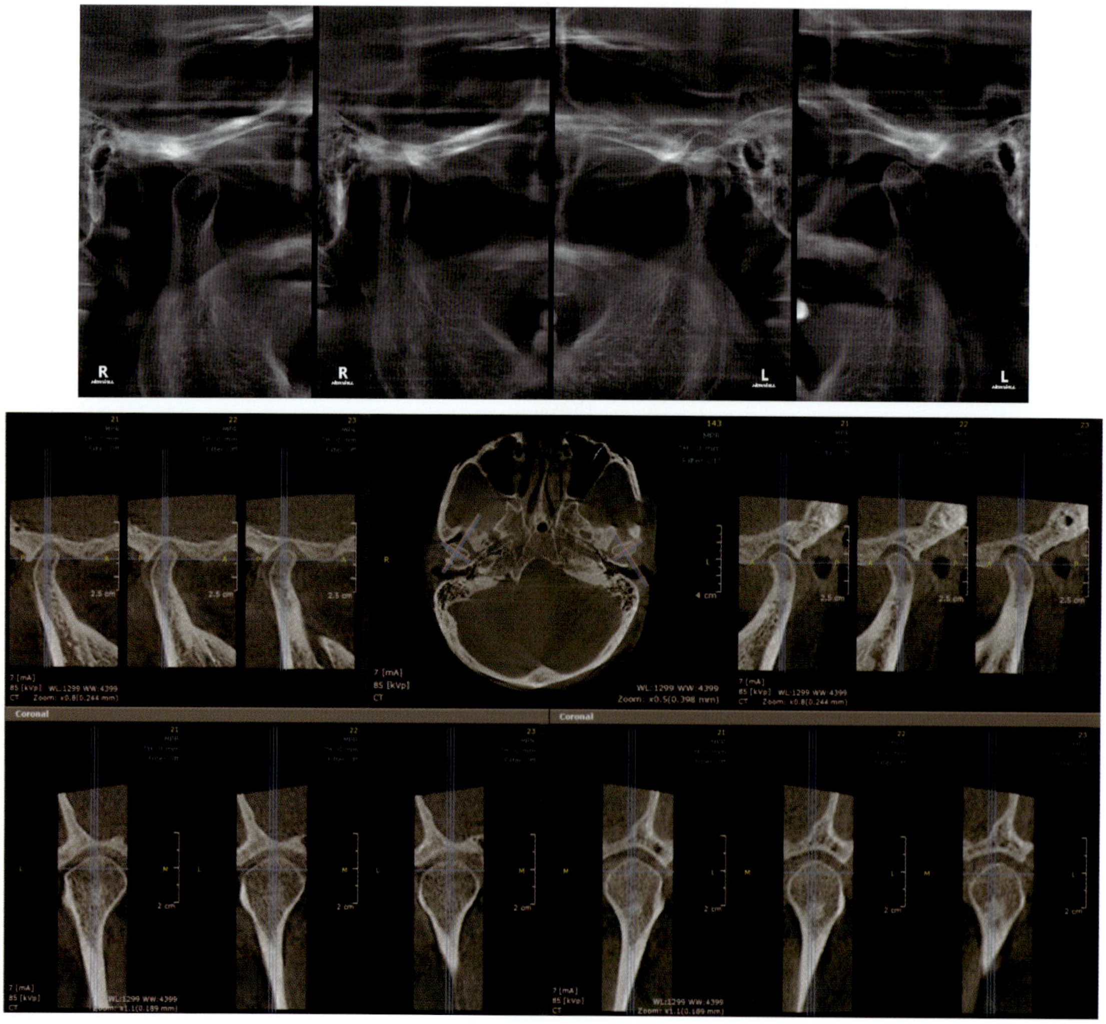

그림 2-92

환자 15 44세 여성 저작 시 좌측 통증, 이갈이

좌측 저작을 한다. 저작력이 세고 야간 이갈이가 있어서 고기를 씹을 때 좌측 턱관절에 통증을 느낀다. 이갈이가 있어서 아침에 일어나면 양쪽 턱이 뻐근하다.

가끔 두통이 있다. 좌측 저작을 하는데 좌측에 clicking이 있다(작업측 관절원판의 전방 변위로 인한 작업측 대연현상).

- 진단: 좌측 퇴행성 골관절염, 야간 이갈이, 좌측 관절원판 정복성 변위, 좌측 원판후조직염
- 치료: 스플린트(night guard)를 끼고 잠으로써 이갈이 때 턱관절이 하중을 받아 손상되는 것을 방지하고 보톡스를 교근과 측두근에 주입하여 근육을 이완시켜 이갈이의 강도를 약하게 해준다. 교합조정을 해서 양측 저작을 회복해준다. 약물치료(소염진통제, 근이완제), 물리치료를 시행하였다.

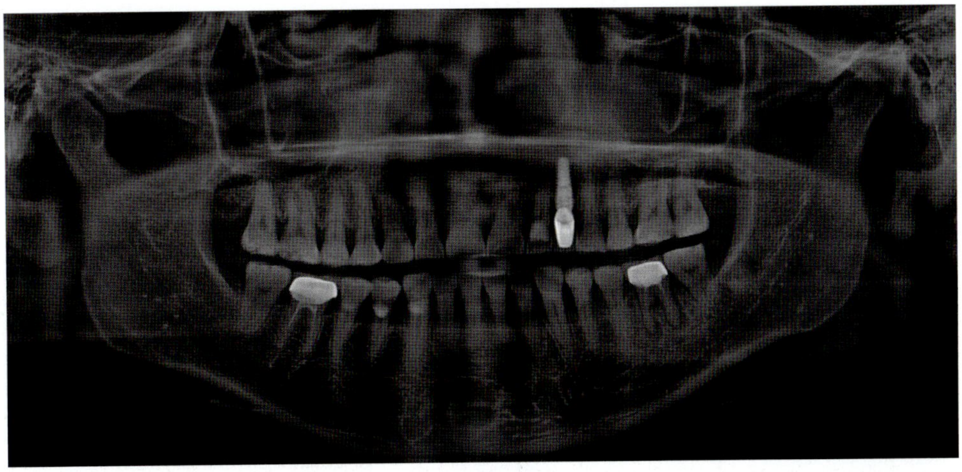

그림 2-93

저작력이 강하고 이갈이가 있어서 좌측 하악과두에 변형이 발생했고, 전체적으로 치아의 교합면 마모가 심하다.

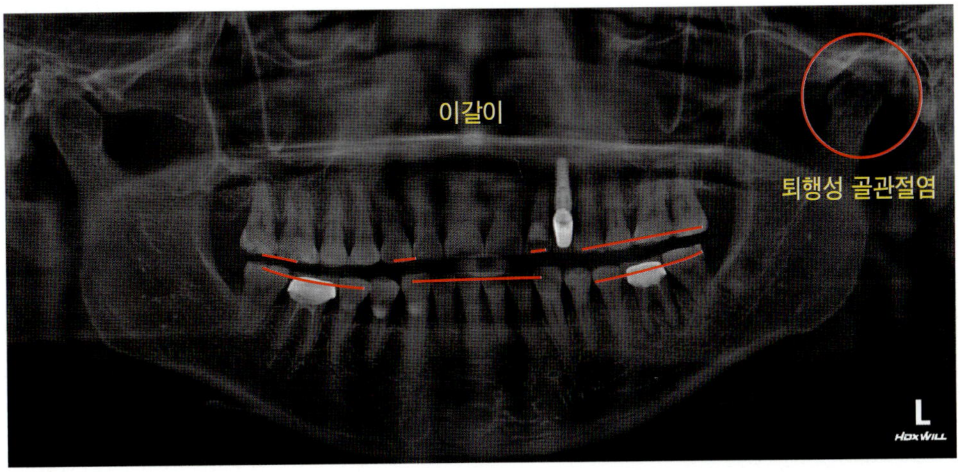

그림 2-94

저작력이 강하면 골밀도가 높아져서 하악골에 radiopaque한 하얀 점들이 나타난다.

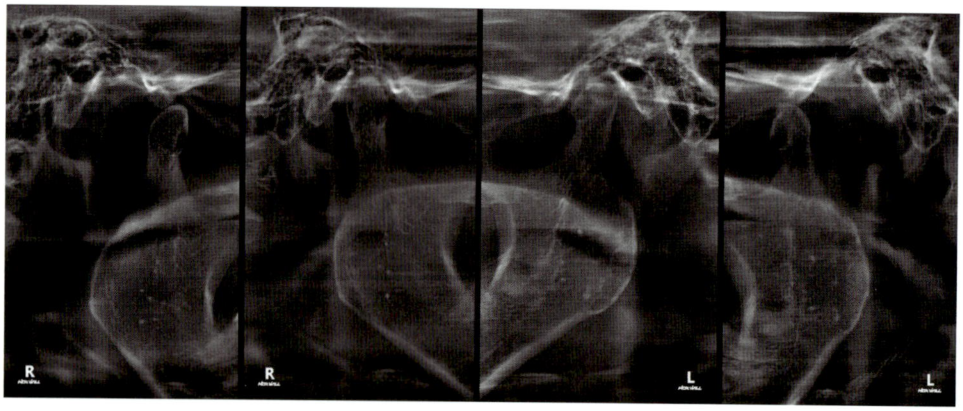

그림 2-95

좌측 하악과두의 마모가 심하다.

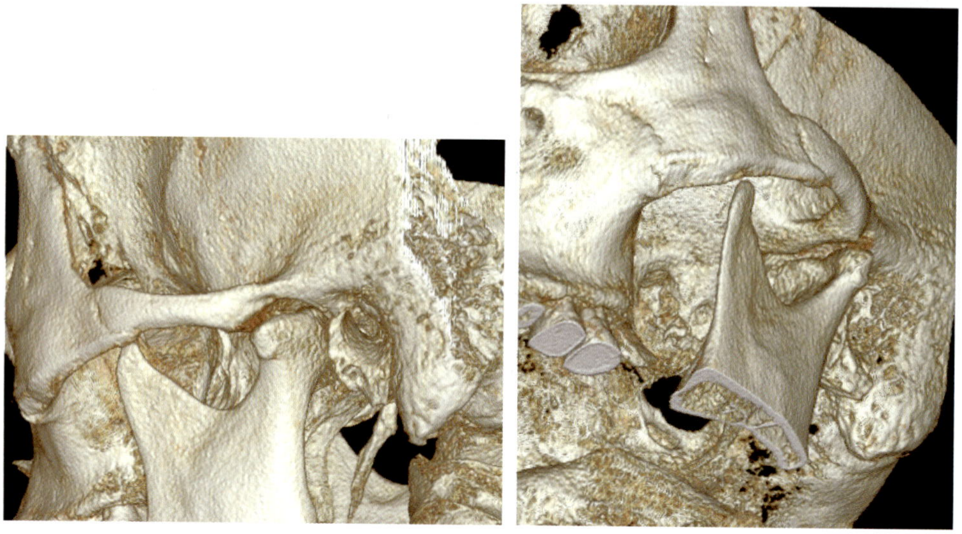

그림 2-96

3) 개구장애

환자 16 22세 여성. 우측 개구장애, 아침

#13 치아의 신경치료 때문에 3년 동안 좌측 저작하다가 3개월 전부터 우측 저작을 하였다. 3년 동안 좌측 저작해서 우측 관절원판이 전방 변위되어 있는 상태에서(균형측 대연현상) 우측 저작을 함으로써 우측 관절원판이 비정복성 변위가 되어 하악과두의 활주운동을 방해함으로써 개구장애가 발생하였다(균형측 보월현상).

야간 이 악물기까지 있어서 특히 아침에 입이 잘 안 벌어졌다. 또한 우측 clicking, 상악 전치 linguoversion이 있었다.

- 진단: 우측 비정복성 관절원판 변위, 야간 이 악물기
- 치료: 스플린트와 보톡스 치료로 저작 시와 야간 이 악물기 시 턱관절에 가해지는 하중을 줄여준다. #13 치아 회복을 하고 양측 저작을 회복해준다. 교정치료로 상악 전치 linguoversion을 해소해서 저작계 균형을 회복해준다.

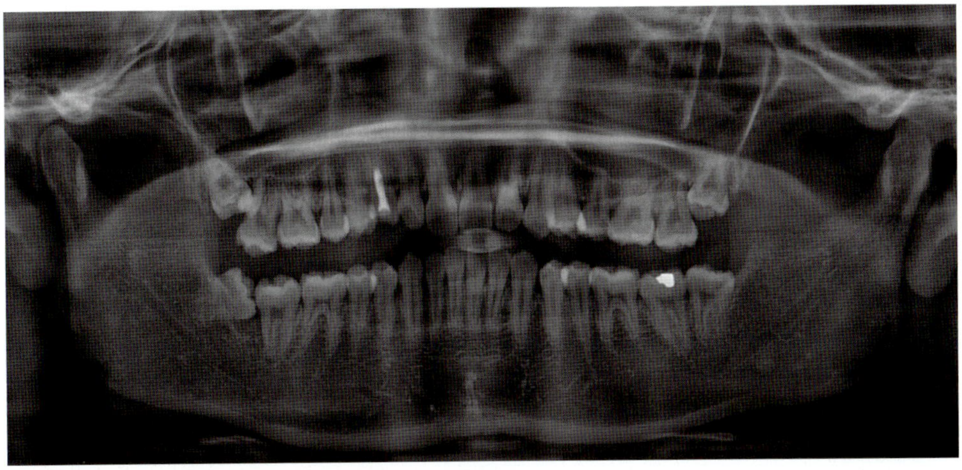

그림 2-97

상악 전치가 설측경사되어 있어 하악과두의 전방각도가 가파르게 크고 하악이 뒤로 밀리게 된다.

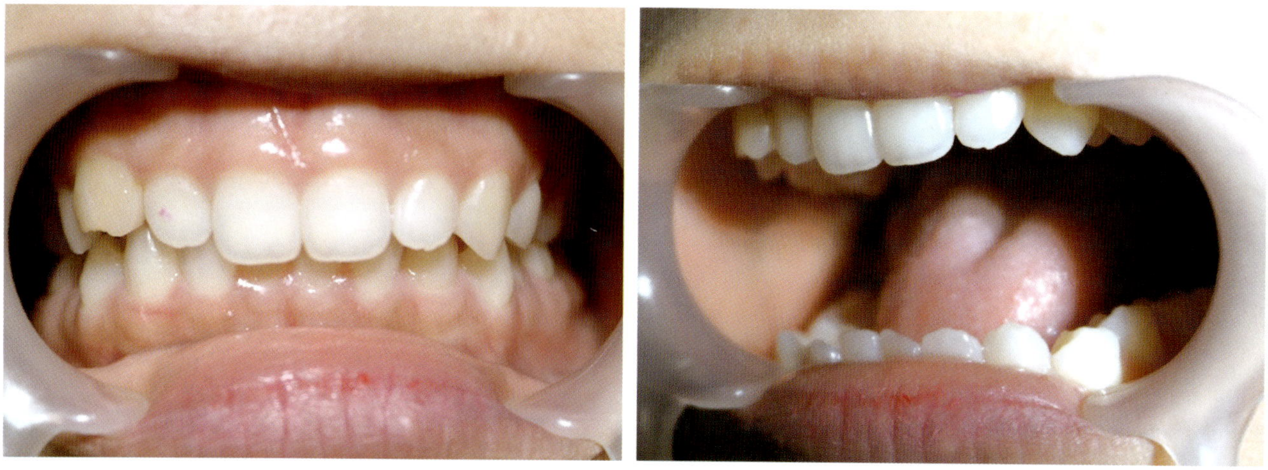

그림 2-98

좌측 저작을 해서 우측 관절원판이 전방 변위되어 비정복성 변위상태가 되어 우측 개구장애가 발생하였다. 야간 이 악물기 습관이 있어서 밤새 턱관절이 압박을 받아 개구장애 증상이 아침에 더 심하다.

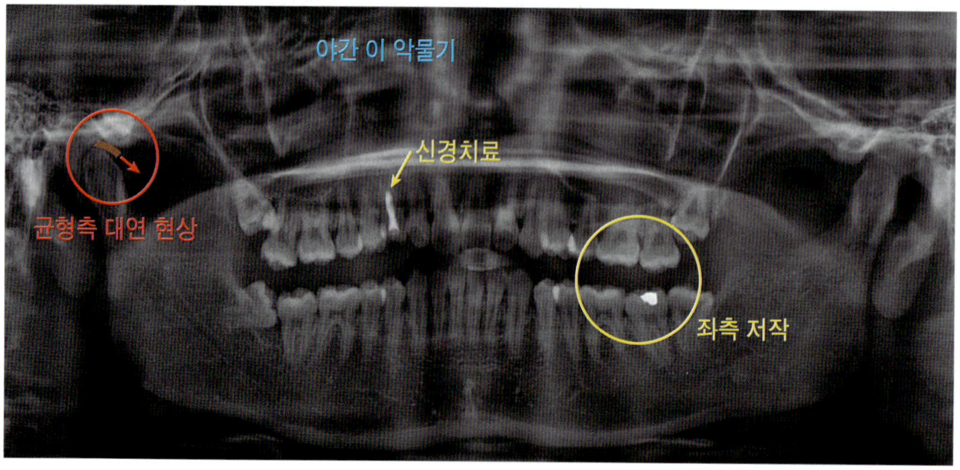

그림 2-99

환자 17 14세 남성. 좌측 개구제한 및 근육 통증

평소 껌을 많이 씹어서 좌측 교근에 근통증이 발생해서 개구 시 통증이 느껴진다.

- Soft end feel
- Comfort opening: 10mm
- Active opening: 20mm
- Passive opening: 45mm

좌측 교근을 촉진하면 구강 내에서 단단한 근육이 촉진된다.

- 진단: 좌측 교근의 국소근통으로 인한 개구제한
- 치료: 보톡스로 교근을 이완시켜주고 저작력을 줄여준다. 껌씹기 습관을 교정하도록 한다.

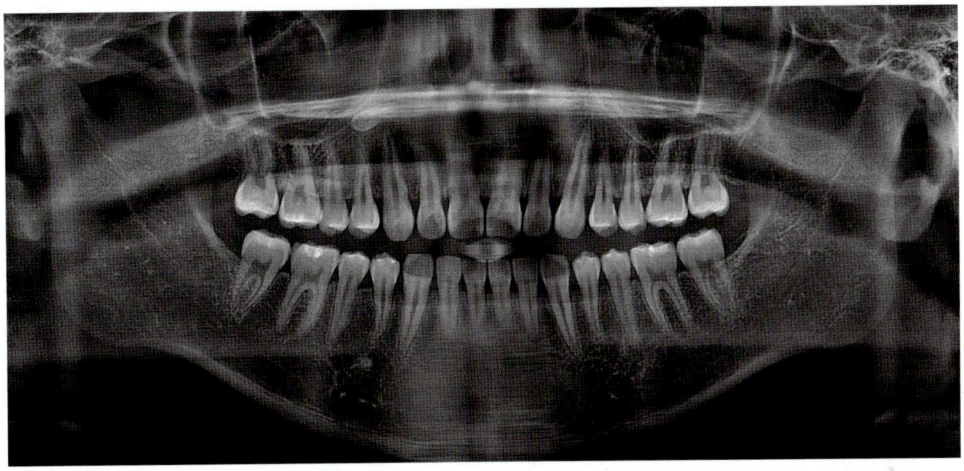

그림 2-100

환자 18 75세 여성. 개구장애, 개구 시 좌측 통증

턱관절에 퇴행성 골관절염이 발생해서 개구 시 좌측관절 통증 때문에 개구장애가 발생하였다. Crepitation 소리도 들린다. 잠을 못 자고, 어지러워서 신경과 약을 복용 중이다.

- 진단: 퇴행성 골관절염
- 치료: 스플린트로 턱관절에 가해지는 압박을 줄여주고 보톡스로 저작력을 줄여주었다. 약물치료(소염진통제)를 시행하였다.

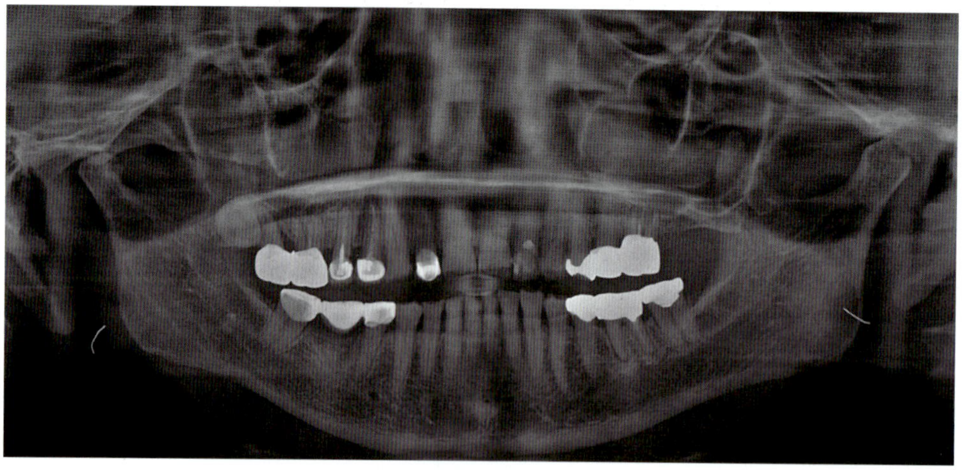

그림 2-101

하악과두 상부에 퇴행성 골관절염이 보인다.

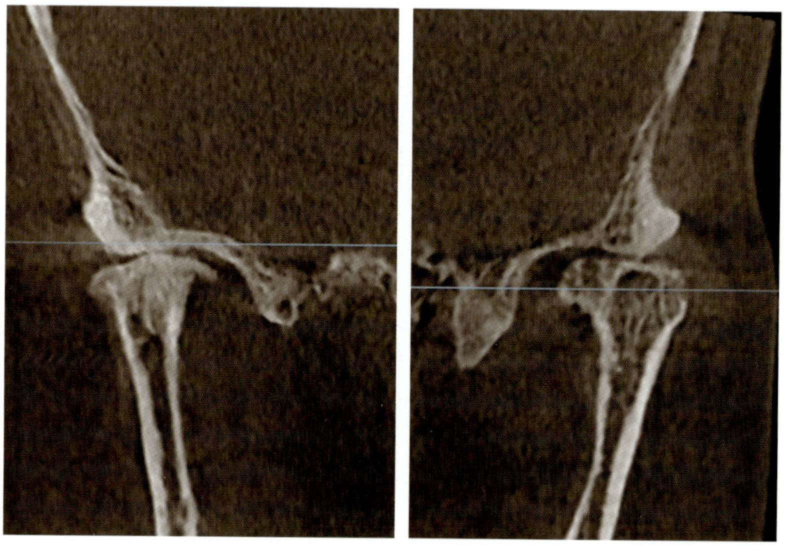

그림 2-102

4) 두경부 근육 통증

환자 19 **15세 여성. 좌측 교근 촉진 시 통증 및 어금니의 얼얼함**

과다교합력으로 인해 저작근인 교근에 근육 통증이 발생하고 어금니도 얼얼하다. 보톡스 치료로 저작력을 줄여주니 근육 통증이 사라지고 어금니 얼얼함도 없어졌다.

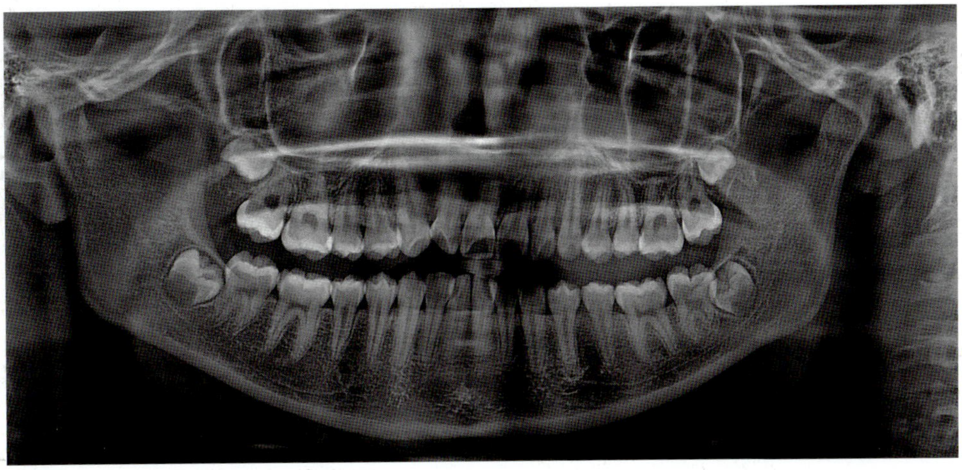

그림 2-103

환자 20 38세 여성. 좌측 목·어깨 통증, 손저림, 좌측 clicking, 폐구 시 통증, 아침에 뻐근함

10년 전 교정치료 후 교합이 불안정한 상태로 지냈고, 이 악물기 습관도 있다. #25, 26 치아가 저작 시 아파서 주로 우측으로 저작했기 때문에 #47 치아가 시리고 저작 시 불편하였다.

좌측 목·어깨 통증, 좌측 손 저림, 좌측 clicking, 폐구 시 통증이 있다. 아침에 뻐근함이 느껴지고 우측 턱관절에 막힌 느낌이 있다.

- 진단: 좌측 두경부 근육통, 좌측 관절원판 변위, 좌·우측 활막염
- 치료: #25의 신경치료와 전반적인 교합조정으로 #25, 26, 47 치아가 시리고 불편한 것을 해결하여 양측 저작을 회복해 주었다. 보톡스 치료로 저작근을 이완시켜주고 스플린트 치료를 해서 턱관절 압박을 줄여 주었다. 물리치료와 약물치료(소염진통제, 근이완제)를 시행하였다.

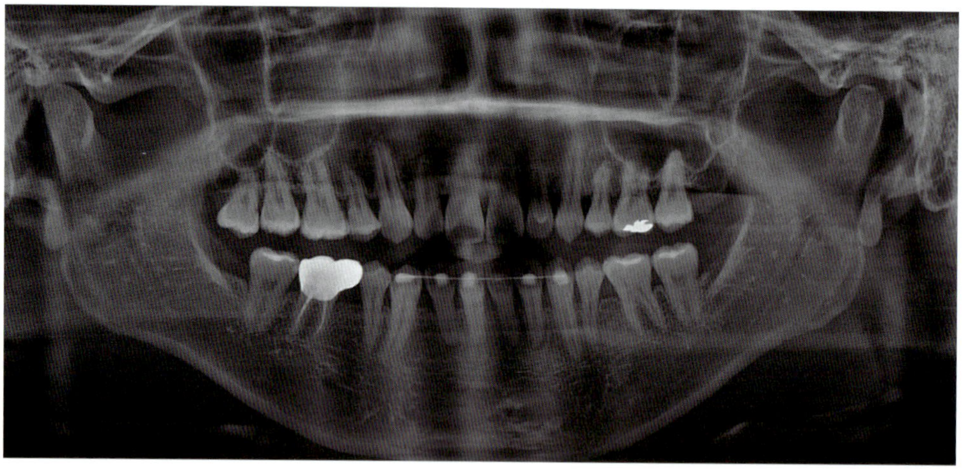

그림 2-104

10년 전 교정치료를 받았고, #25, 26 치아가 시리고 불편하여 우측으로 저작하고, 이 악물기 습관도 있어서 전체적으로 교합이 불안정하고 두경부 근육이 긴장되어 있다.

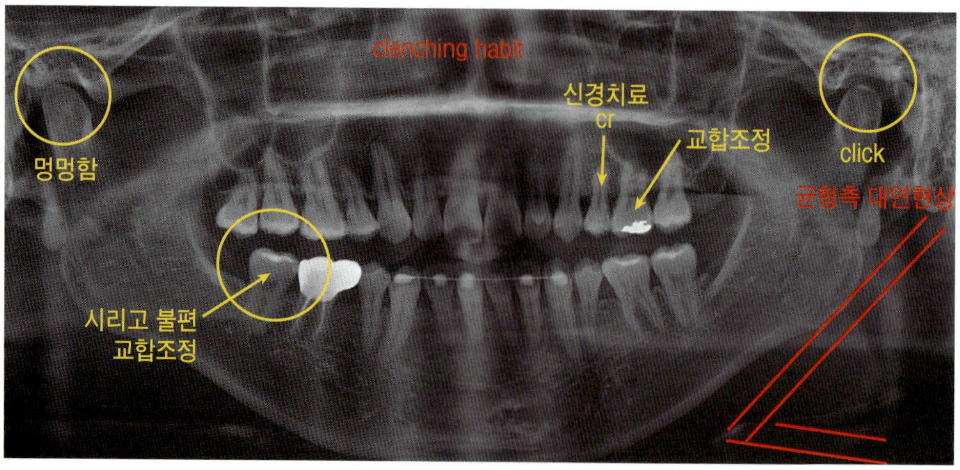

그림 2-105

환자 21 48세 여성. 좌측 귀·머리·목·어깨 통증

우측에 food impaction 때문에 좌측으로 저작한 지 몇 년이 되었다. 2개월 전 대상포진 이후 좌측 귀·머리·목·어깨 통증과 좌·우 양쪽 턱관절 뒷 부위 통증이 발생하였다. 잠을 자려고 할 때 좌측에서 이명소리가 들린다.

- 진단: 좌측 활막염, 좌측 두경부 근육통
- 치료: #47, 48 부위 food impaction을 레진충전으로 예방해주어서 양측 저작을 회복해주고, 보톡스 치료로 저작근을 이완시켜 저작력을 줄여준다. 스플린트를 해서 턱관절 압박을 줄여준다. 물리치료 및 약물치료(소염진통제, 근이완제, 마그네슘)를 병행하였다.

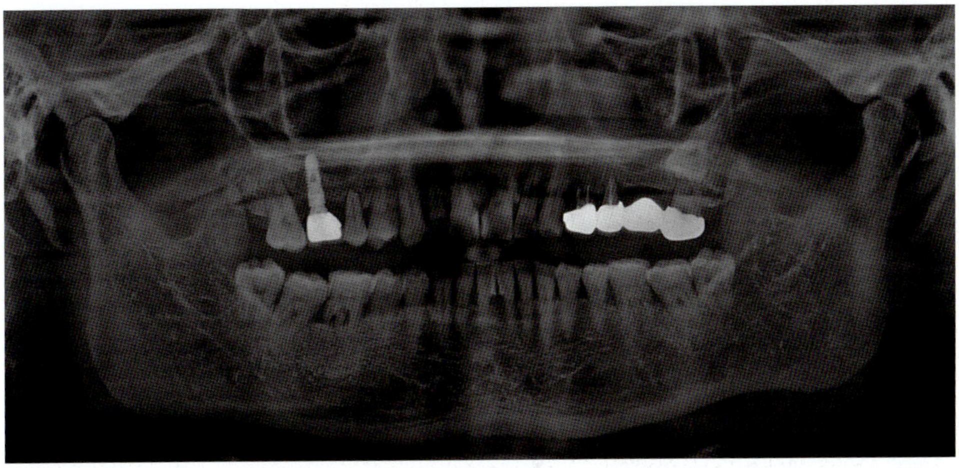

그림 2-106

#47, 48 치아 부위에 food impaction 때문에 몇 년 동안 좌측 저작을 해서 좌측 턱관절 활막염과 좌측 두경부 근육통이 발생하였다.

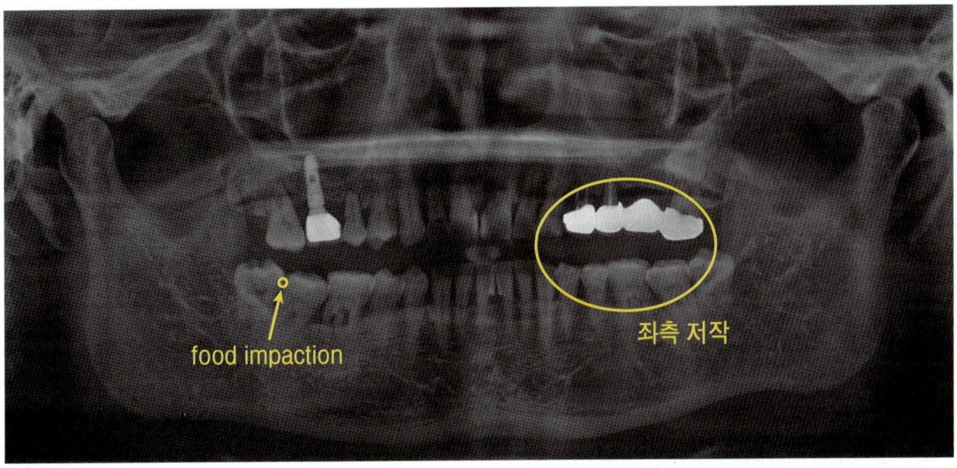

그림 2-107

하악 ramus 부위에 radiopaque한 흰 점들이 많이 보인다. 하중을 많이 받아 골밀도가 단단해져 생긴 것들이다. 교합력이 과다하다는 것을 알 수 있다.

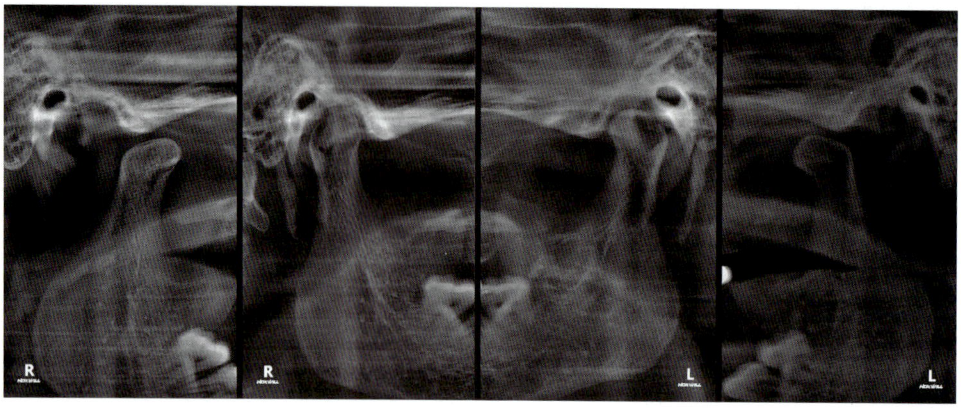

그림 2-108

환자 22 47세 여성. 우측 두통 심함

우측 저작 및 이 악물기, 과다교합력으로 인해 퇴행성 골관절염이 발생하였다. 우측 두통이 심하고 이명도 있다. 몇 년 전 사랑니 발치 후 더 심해졌다.

- 진단: 퇴행성 골관절염, 우측 두부 근육통
- 치료: 스플린트로 턱관절에 가해지는 압박을 줄여주고 보톡스로 저작력을 줄여준다. 교합조정을 해서 양측 저작을 회복해준다. 물리치료, 약물치료(소염진통제, 근이완제, 마그네슘)를 시행하였다.

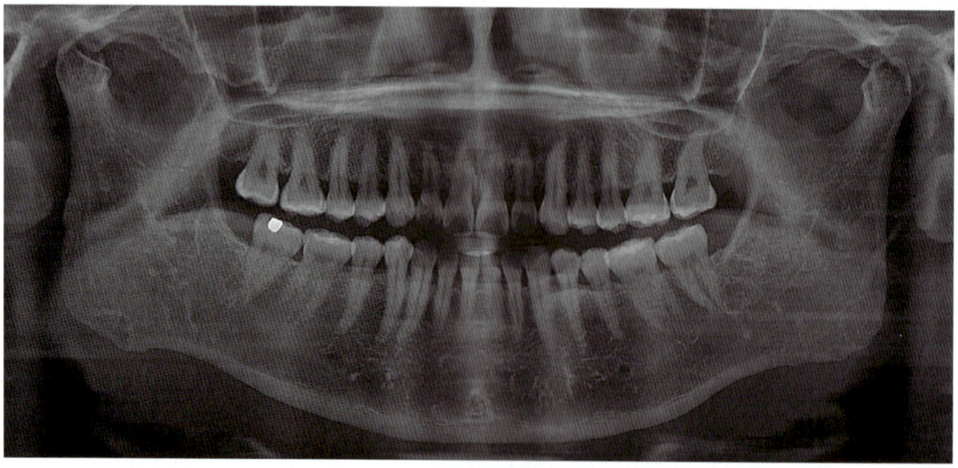

그림 2-109

우측 저작, 이 악물기, 과다교합력으로 인해 하악과두가 변형되고 퇴행성 골관절염이 발생하고 우측에 두통이 느껴진다.

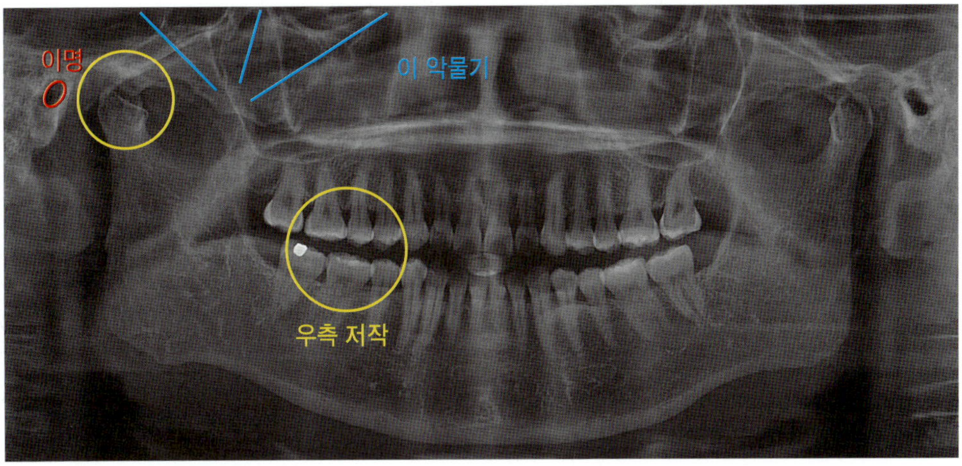

그림 2-110

우측 하악과두의 변형이 심해 보인다.

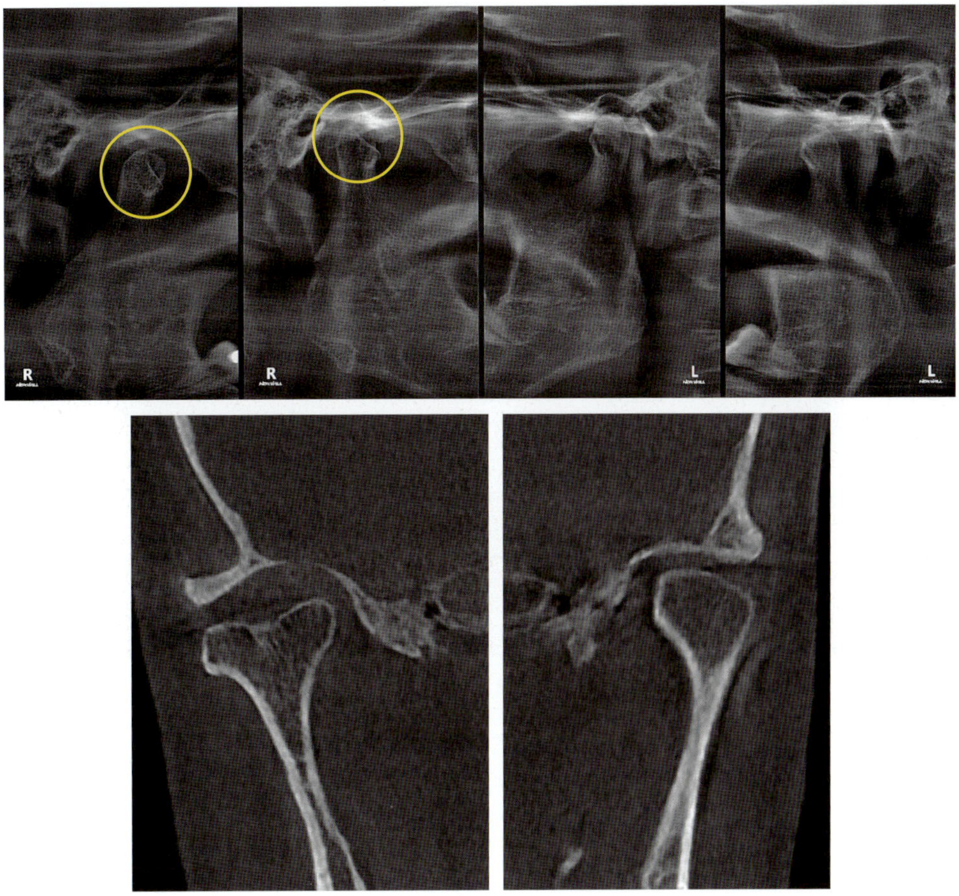

그림 2-111

하악과두가 편평해졌다.

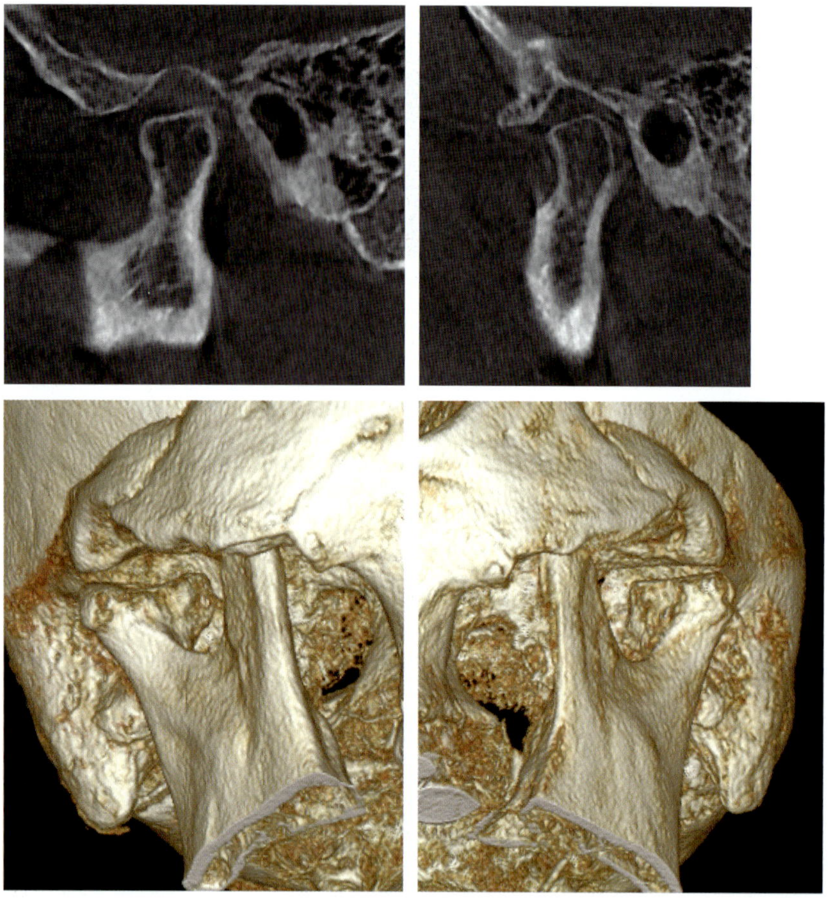

그림 2-112

5) 치아 시림

환자 23 60세 여성. 전체 치아가 시림, 머리를 꽉 누르는 느낌

우측 머리·목·어깨 통증, 과다한 교합력으로 인해 전체 치아가 시리고, 우측 두경부 근육통이 발생하였다. 여러 해 동안 지속되었다. 주로 우측 저작을 하고, 야간 이 악물기, 전치 edge to edge가 있다. 가끔 이명(바람, 모기소리)도 있다.

- 진단: 전체 치아 시림, 두경부 근육 통증
- 치료: 보톡스로 저작근의 저작력을 줄여주고 스플린트로 턱관절에 가해지는 압박을 줄여준다. 물리치료, 약물치료(근이완제)도 병행하였다.

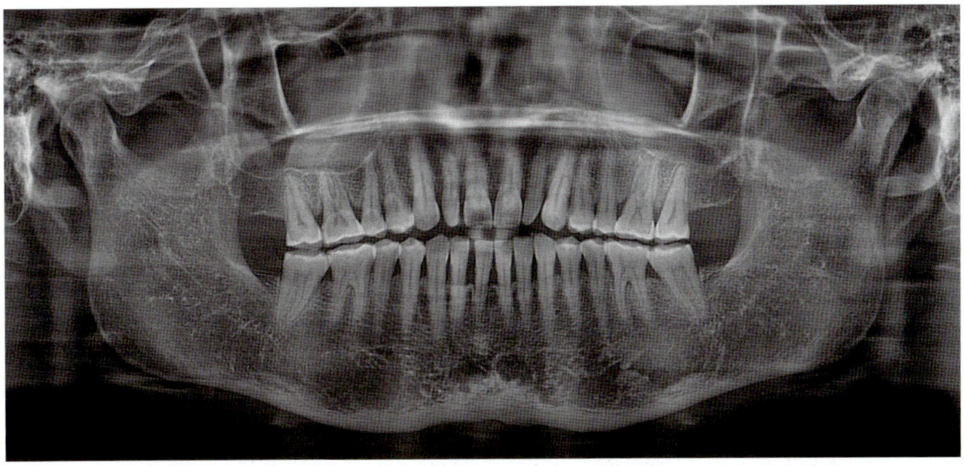

그림 2-113

과다교합력으로 인해 치아 교합면 마모가 심하다.

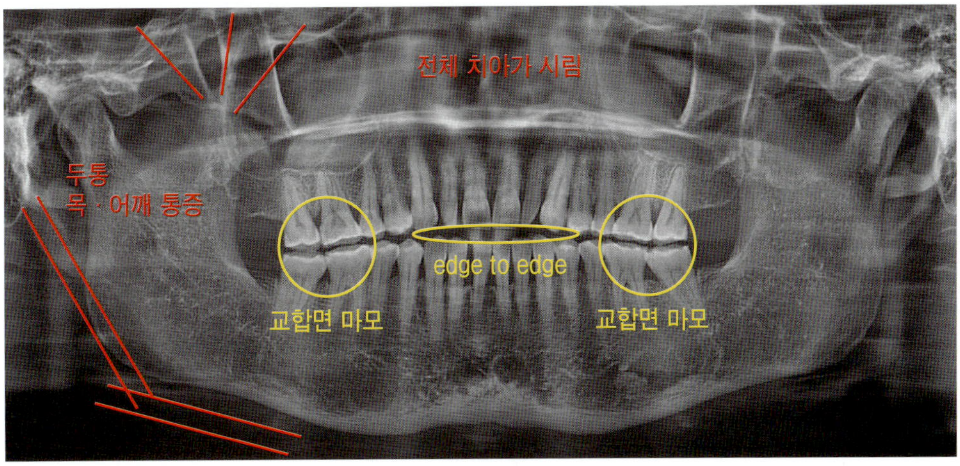

그림 2-114

과다교합력에 의해 골밀도가 높아져서 하악골 ramus에 radiopaque한 흰 점들이 많이 보인다.

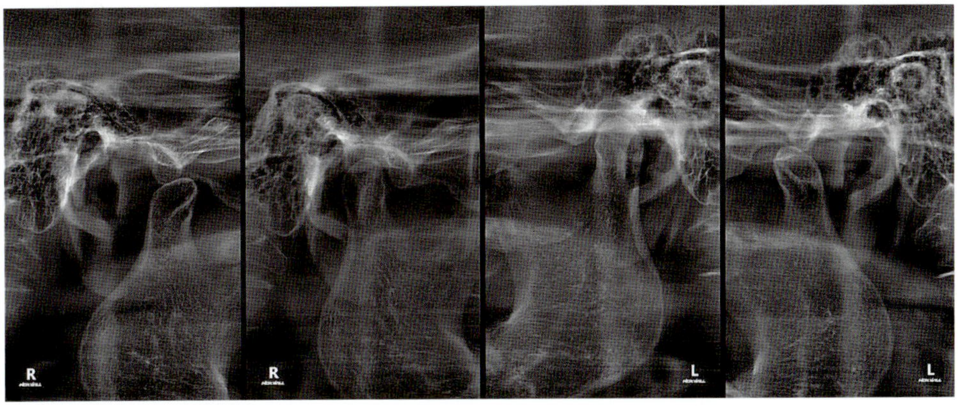

그림 2-115

6) 이명

환자 24 54세 남성. 좌·우 턱관절 충만감, 이명, 목·어깨 통증, 가끔 두통

저작력이 강하고 이 악물기 습관이 있다. 30년 전부터 목·어깨 통증, 이명, 좌·우 턱관절 충만감이 있다. 우측 저작을 많이 해서 개구 시 좌측 popping이 있다. 아침에 이명(윙~, 2~3분, 전엔 좌측, 지금은 우측 발생)이 있고 비행기를 타고 하강할 때 좌측 귀가 많이 아프다.

- 진단: 좌·우측 활막염(synovitis), 좌측 관절원판 정복성 변위(Lt. disc displacement with reduction)
- 치료: 스플린트로 턱관절에 가해지는 압박을 줄이고 보톡스로 저작근의 저작력을 줄여주었다. 물리치료, 약물치료(근이완제, 마그네슘), 양측 저작하도록 하였다.

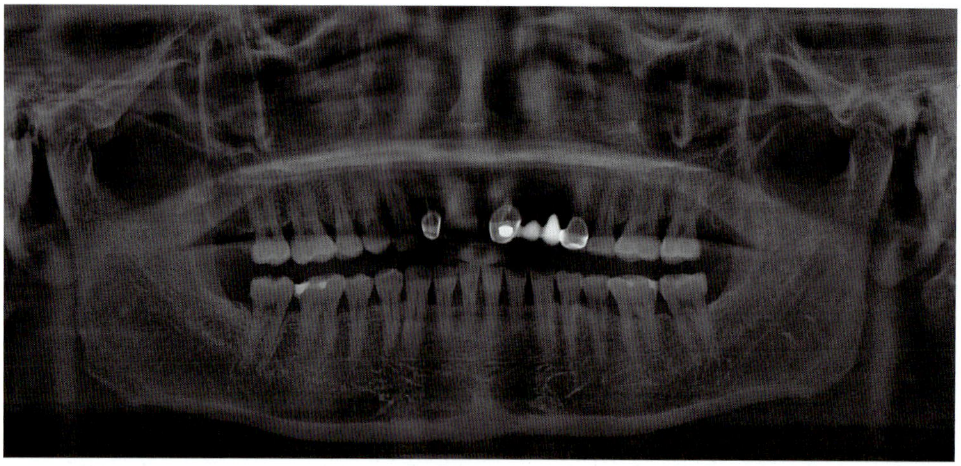

그림 2-116

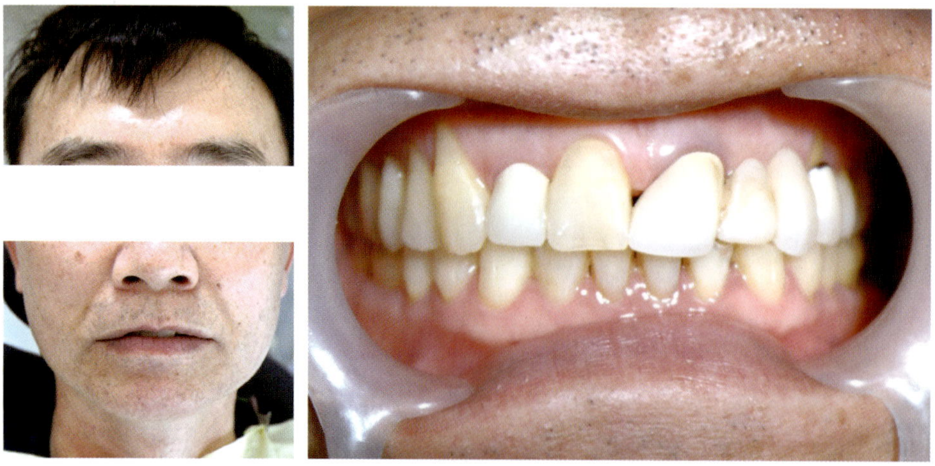

그림 2-117

강한 저작력과 이 악물기 습관으로 인해 턱관절 충만감이 느껴지고 두경부 근육 통증이 발생하였다. 이명도 있고, 우측 저작으로 인해 균형측인 좌측에 popping이 발생하였다.

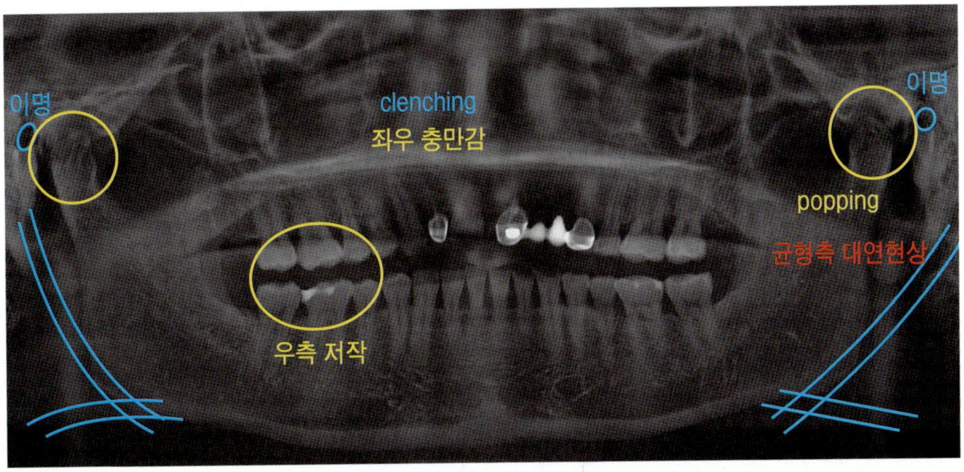

그림 2-118

양쪽 하악과두의 변형이 보인다.

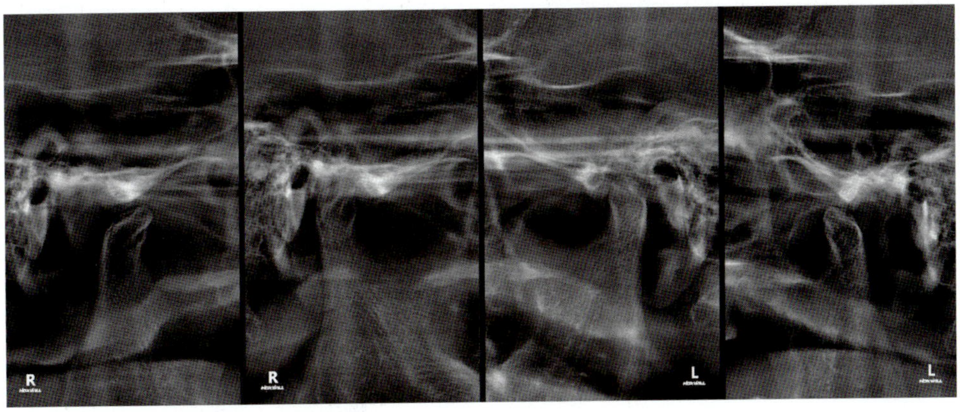

그림 2-119

7) 하악 뒤로 밀림

환자 25 61세 여성. 좌측 턱관절 소리, 두통, 눈 통증

좌측 하악과두가 뒤로 밀려서 아침에 일어나면 좌측에서 소리가 나고 불편하였다. 4개월 정도 지속되었다. 좌측에 두통이 있고 눈 통증도 있다. 이 악물기 습관이 있다.

- 진단: 좌측 관절원판이 전방 변위되면서 하악과두가 뒤로 밀렸다.
- 치료: 스플린트로 턱관절에 가해지는 압박을 줄여주고 보톡스로 저작근의 저작력을 줄여주었다. 물리치료, 약물치료(근이완제, 마그네슘)를 시행하였다.

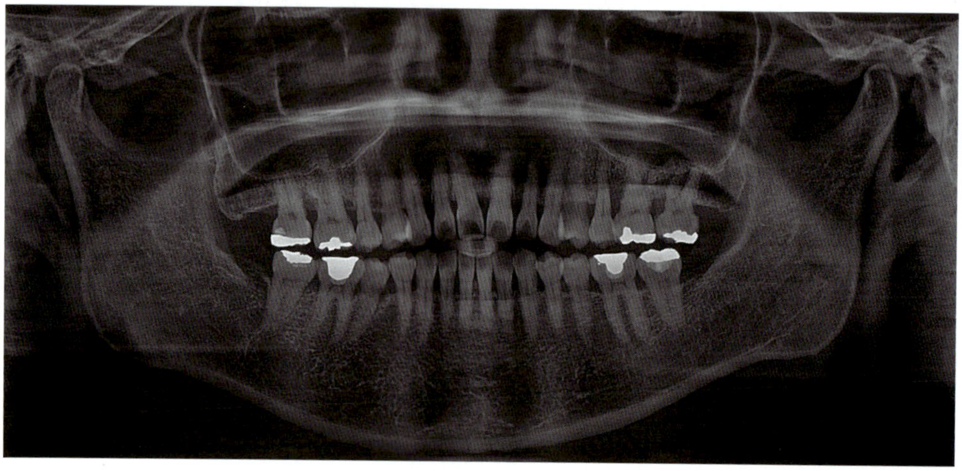

그림 2-120

좌측 하악과두가 뒤로 밀려있는 것을 확인할 수 있다. 우측 하악과두는 정상 위치에 있다.

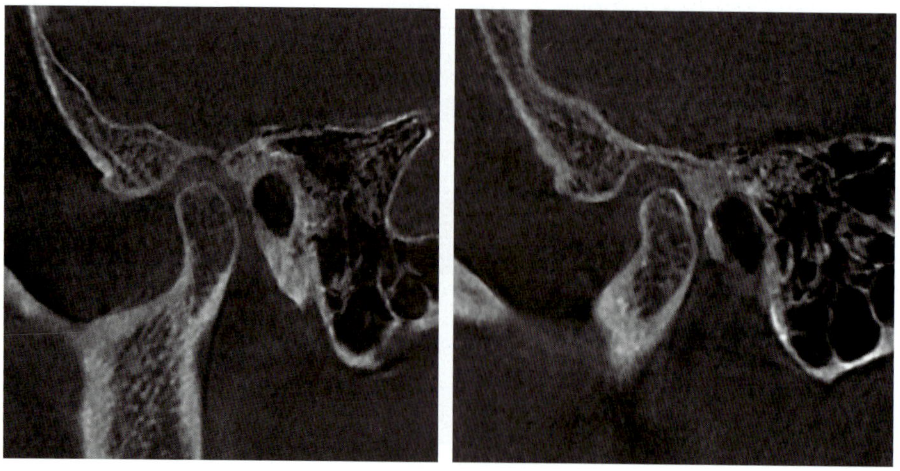

그림 2-121

Axial view에서 좌측 하악과두 후방 공간이 줄어든 것을 볼 수 있다.

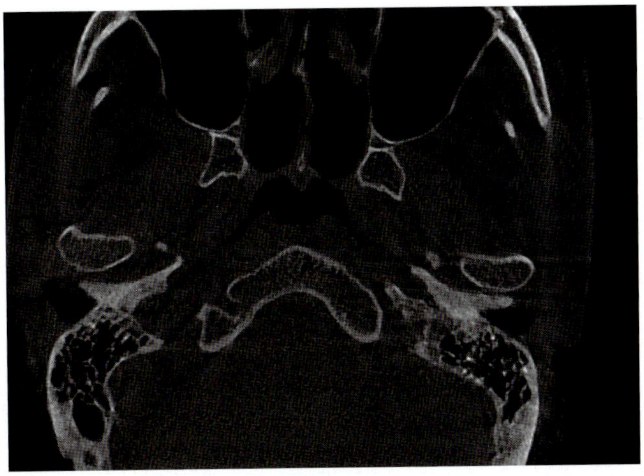

그림 2-122

환자 26 23세 남성. 개구제한, 저작을 많이 하면 우측 통증

양쪽 하악과두가 뒤로 밀려있다. 하악과두의 활주운동이 제한을 받고 있어 최대개구량이 40mm로 10mm 정도 개구제한이 있다. 양쪽 관절원판이 전방 변위되어 있기 때문에 저작을 많이 하면 우측에서 원판후조직이 압박을 받아 통증이 느껴지고 좌측에는 clicking이 있다. 교정치료를 받은 적이 있고, 전치부가 약간 open되어 있다.

- 진단: 양측 관절원판 변위 및 양측 하악과두 후퇴
- 치료: 스플린트로 턱관절에 가해지는 압박을 줄여주고 보톡스로 저작근의 저작력을 줄여준다.

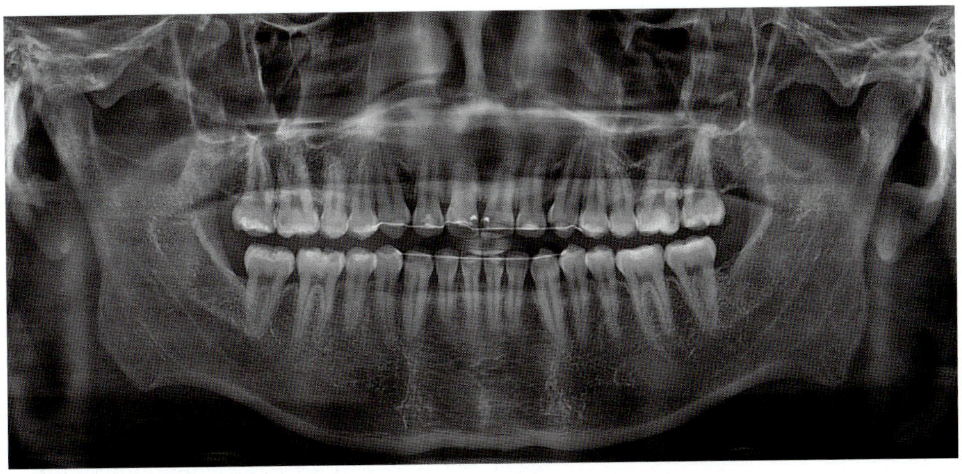

그림 2-123

전치부가 약간 open되어 있다.

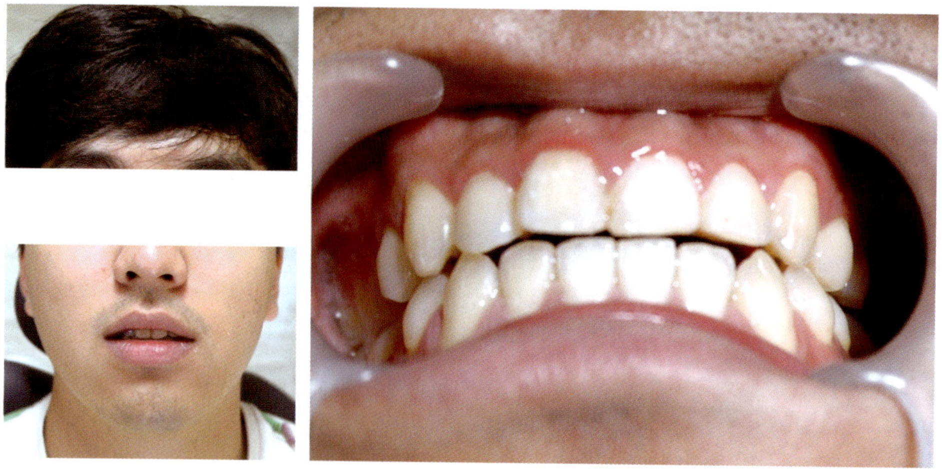

그림 2-124

양쪽 하악과두가 모두 뒤로 밀려나 있다.

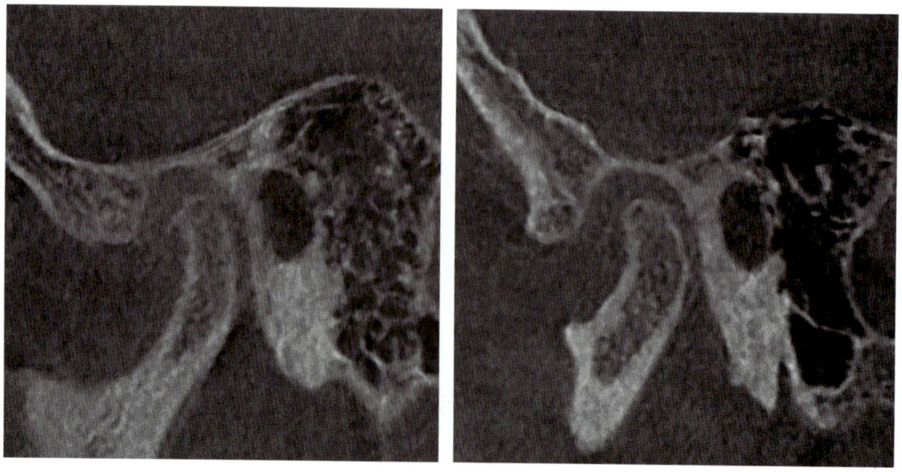

그림 2-125

Axial view에서 양쪽 하악과두 후방에 공간이 좁아진 것을 볼 수 있다.

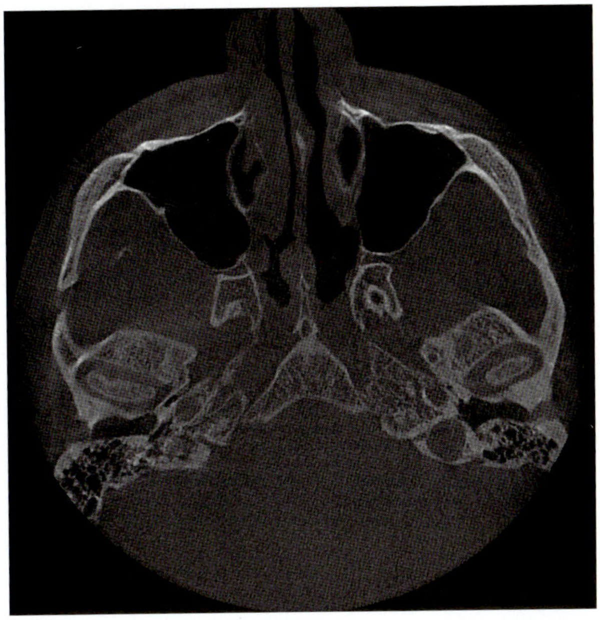

그림 2-126

8) 저작계 균형이 무너짐

환자 27 23세 여성. 치과치료 시 좌측 통증

전체적으로 교합이 무너져 있다. 전치로 저작하며 deep bite 상태이다. 치과치료를 하기 위해 개구를 하고 있으면 좌측 턱관절 통증을 호소한다. 전체적인 교합재형성 치료가 필요하다.

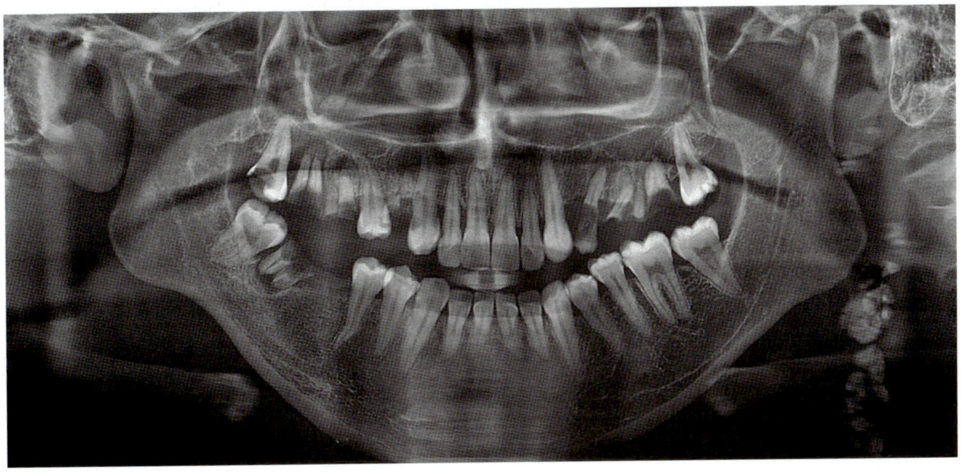

그림 2-127

9) 외상

환자 28 18세 여성. 좌측 condyle fracture

개구 시 통증으로 내원하였다. 넘어져서 좌측 condyle head fracture가 발생하였다. 구강외과로 의뢰하였다.

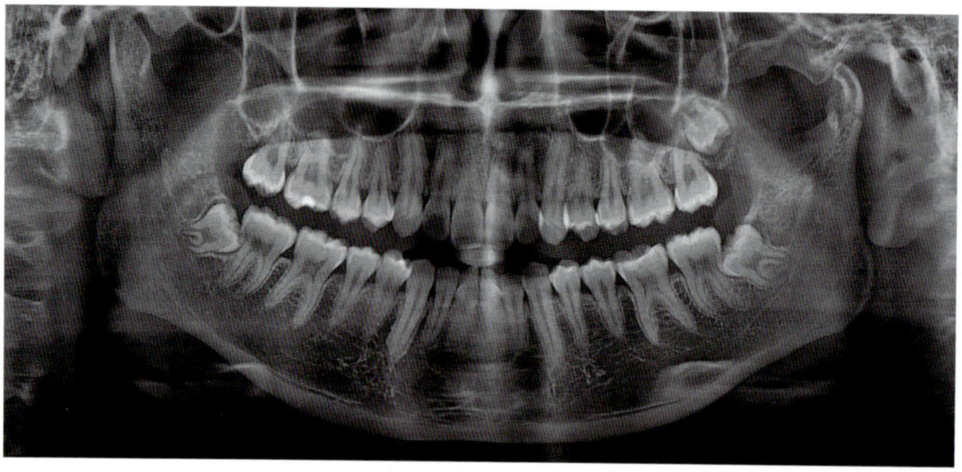

그림 2-128

좌측 하악과두에 파절선이 보인다.

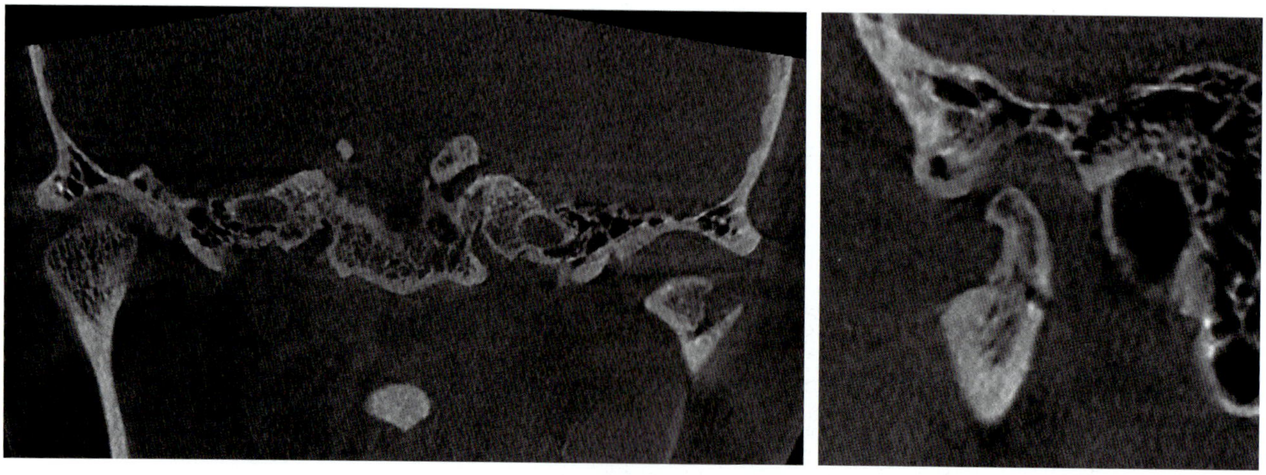

그림 2-129

10) 기타 증상

환자 29 82세 남성. 교합조정 후 저작 시 좌측 턱이 울림

교합조정 후 턱관절에 불편감이 생긴 증례이다.

#35 부위의 cheekbite 증상을 해소하기 위해 내원하여 #35 치아 협면과 교합면을 교합조정한 후 다음 날부터 씹을 때 좌측 턱이 울리면서 불편하다고 하였다. 일주일 후 자연적으로 증상이 사라졌다.

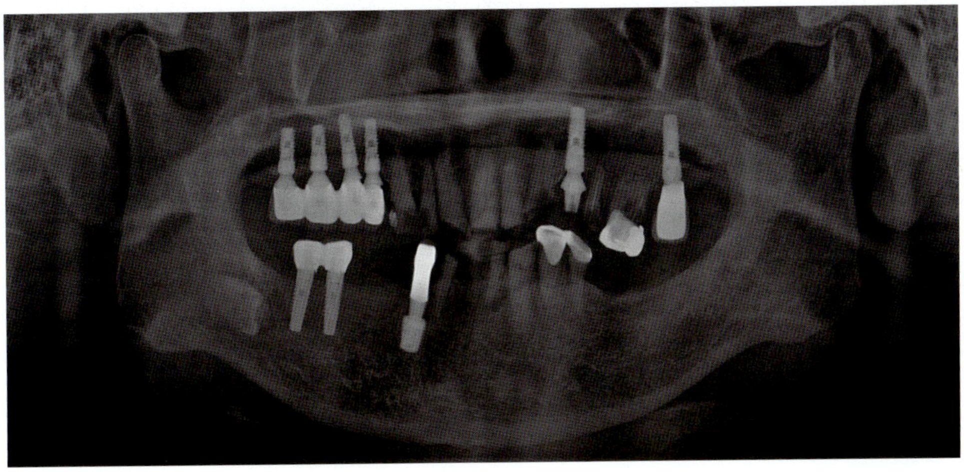

그림 2-130

환자 30 63세 남성. 최대개구 시 좌측 과두 튀어나옴

최대개구 시 좌측 과두가 외측으로 튀어나온다. 좌측으로 많이 저작한다.

- 진단: 통증은 없고 좌측 하악과두 내측에 골증식체(osteophyte)가 관찰된다.
- 치료: 교합조정을 해서 양측 저작을 회복해 준다. 특별한 통증이나 불편이 없으면 골증식체는 문제가 되지 않는다.

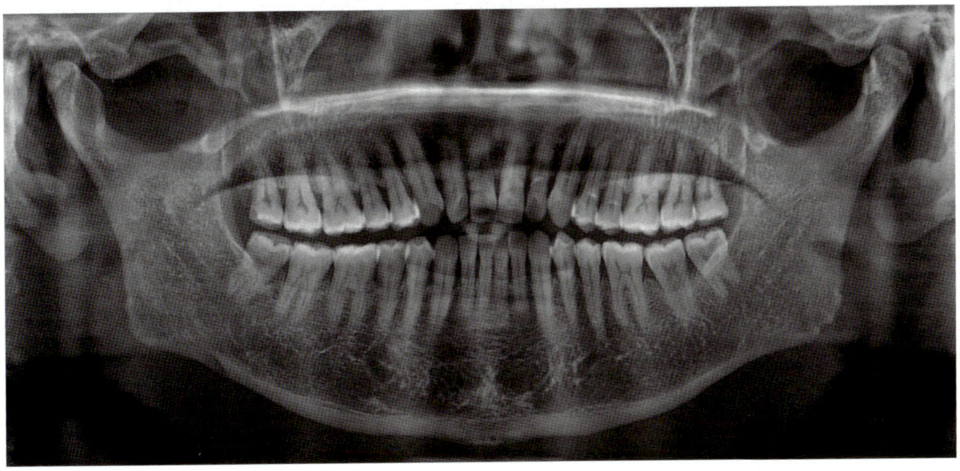

그림 2-131

좌측 하악과두 내면에 골증식체(osteophyte)가 관찰된다.

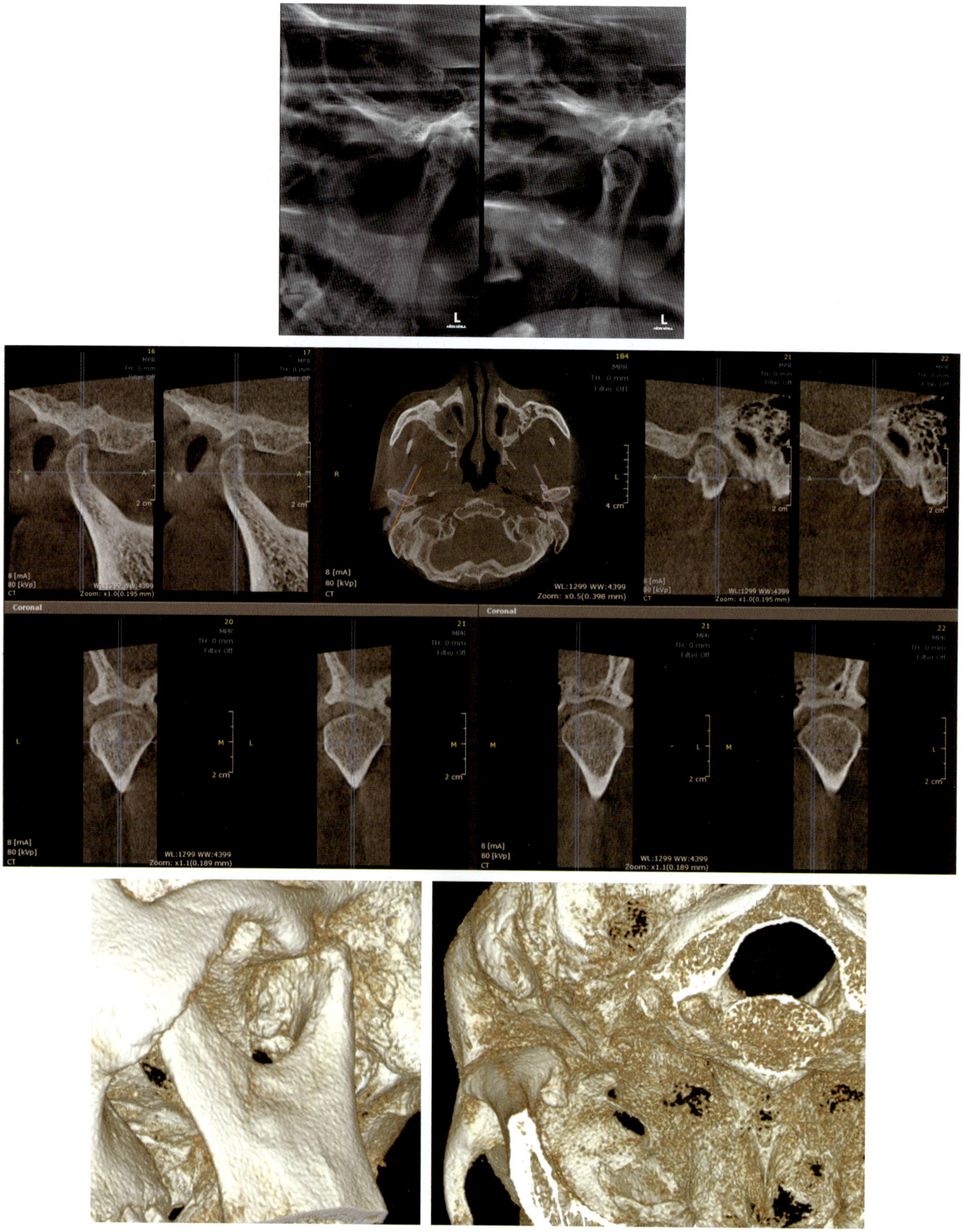

그림 2-132

환자 31 71세 남성. 개구 저작 시 좌측 통증

상·하 국소의치의 레진치아의 마모로 인해 교합변화가 생기고 교합고경 감소로 턱관절을 압박하면서 개구 저작 시 좌측 턱관절에 통증이 발생하였다. 좌측으로 더 저작하고, 좌측 귀가 간지럽다. 예전부터 틀니를 사용했고, 지금 틀니는 1년 전부터 사용하였다.

- 진단: 좌측 활막염(Lt. synovitis)
- 치료: 레진을 첨가해서 레진치의 교합고경을 높이고 보톡스로 저작근의 저작력을 줄여줌으로써 턱관절에 가해지는 압박을 줄여주었다. 며칠 후 통증이 사라졌고 여러 번에 걸쳐 교합을 조금씩 낮춰주었다.

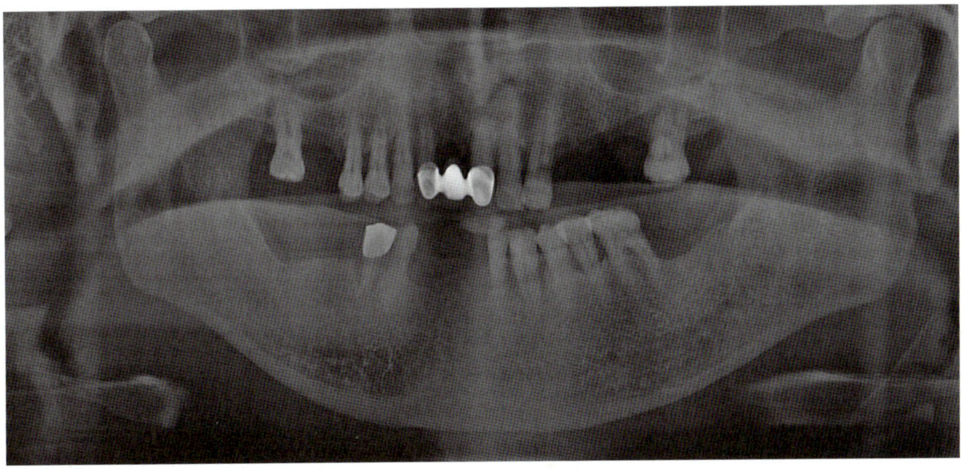

그림 2-133

레진을 첨가해서 레진치의 교합을 약간 높게 해주었다.

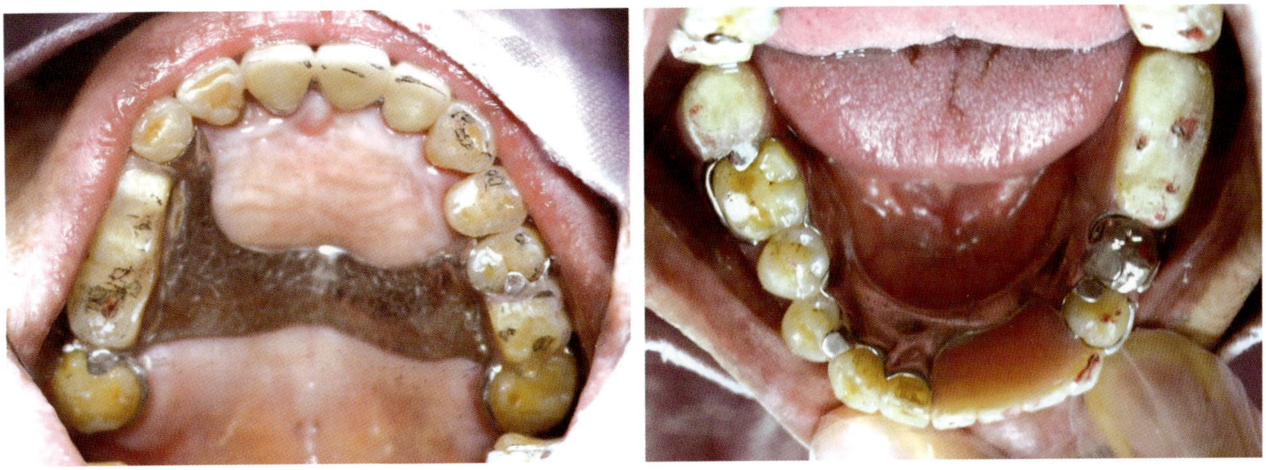

그림 2-134

레진치의 교합을 약간 높여주어서 전체적으로 교합이 거상되었다. 통증이 사라진 후 레진치아의 교합을 서서히 낮추어 주었다.

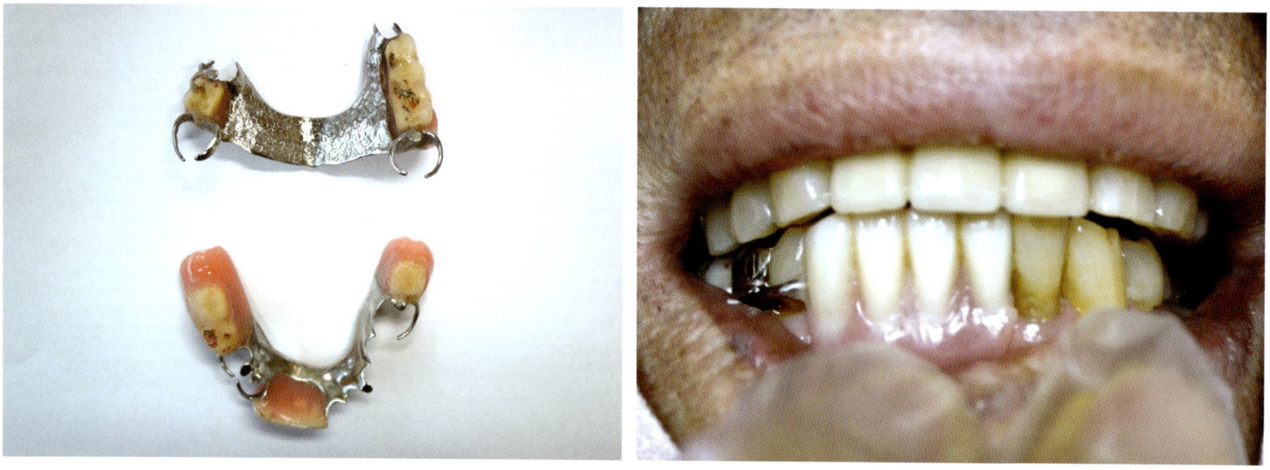

그림 2-135

환자 32 83세 남성. 저작 시 좌측 소리, 통증

우측 저작을 하고 있고 2년 전부터 하악이 우측으로 변위되었다. 좌측 저작시 crepitus가 발생하고 개구 시 통증이 있다. 좌측 이명이 40년간 지속되었다.

- 진단: 좌측 퇴행성 골관절염, 좌측 과두 전내하방 탈출
- 치료: 레진을 첨가해 교합을 약간 올리고 양측 저작을 회복해드리려 했으나 더 이상 내원하지 않았다.

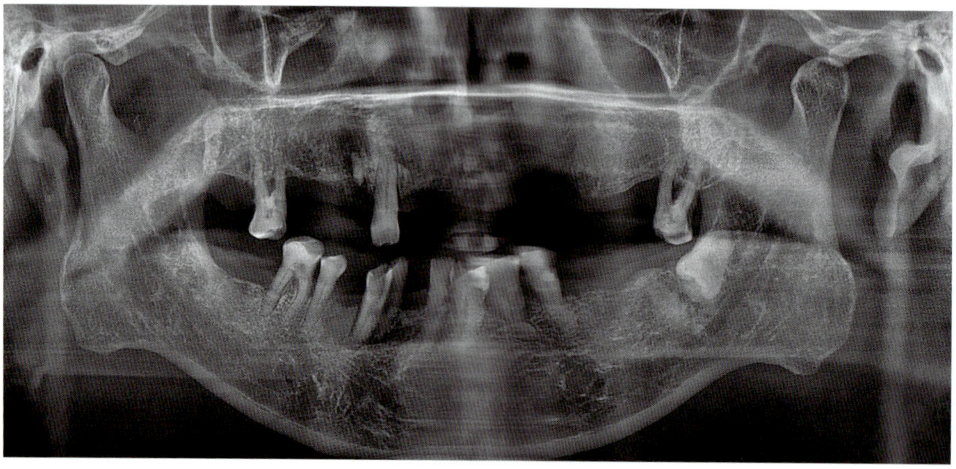

그림 2-136

치아 midline이 우측으로 이동해 있다. 개구 시 하악이 우측으로 편향된다.

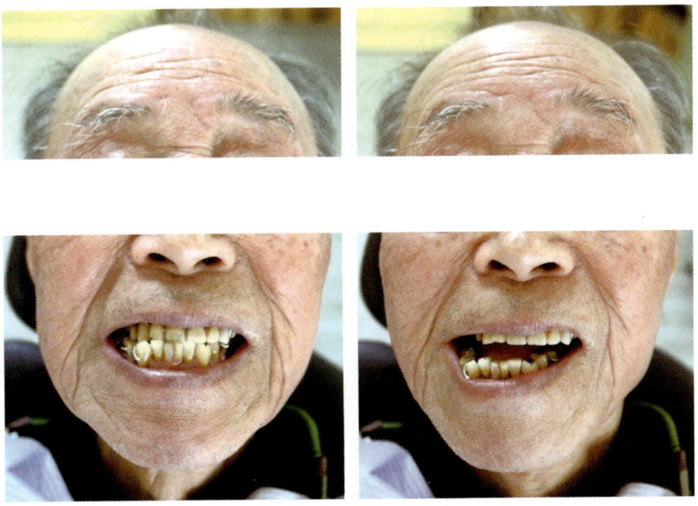

그림 2-137

폐구위에서 좌측 하악과두가 관절융기를 넘어 이동해 있다. 개구 시에도 좌측 하악과두가 활주운동을 많이 하고 있다.

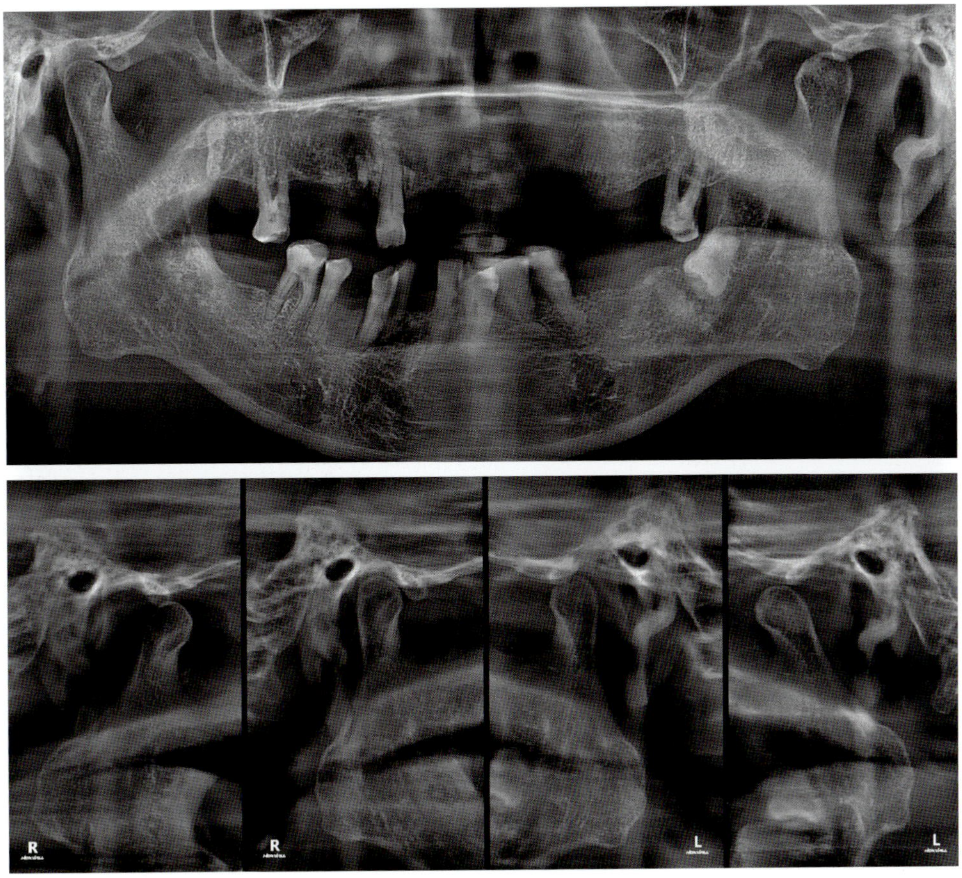

그림 2-138

폐구위에서 좌측 하악과두가 하악와에서 전방으로 이동해 있다. 우측 하악과두는 하악와에 정상적으로 위치해 있다.

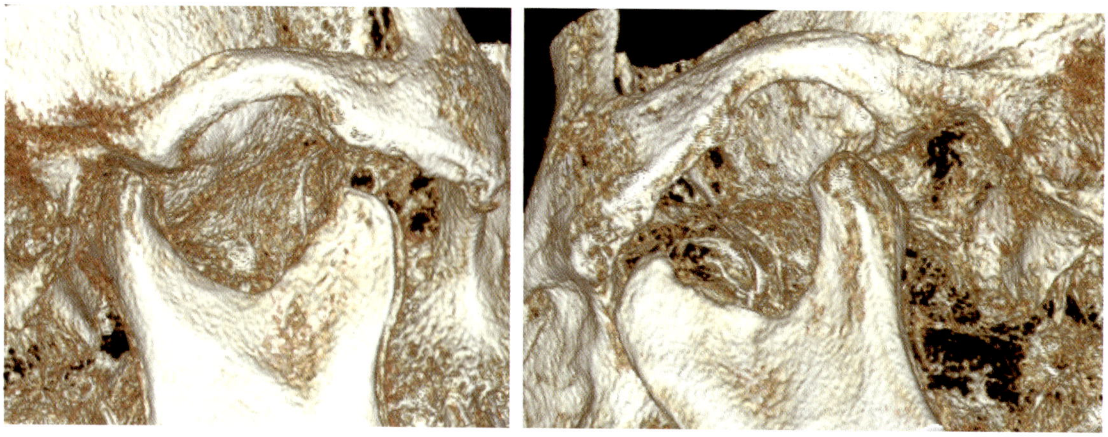

그림 2-139

폐구위에서 좌측 하악과두가 심하게 전방위치 되어 있다. 폐구위에서 우측 하악과두는 거의 정상위치에 있다.

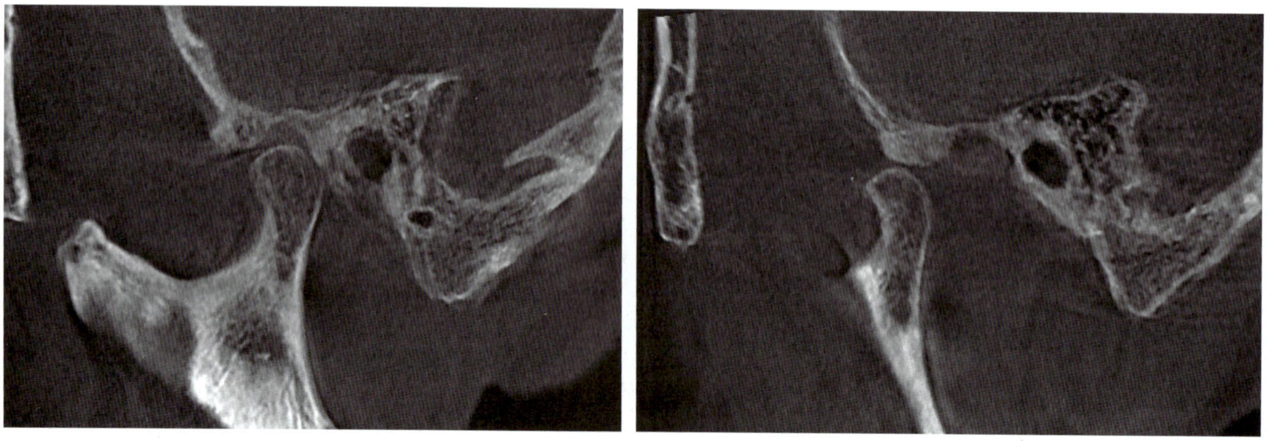

그림 2-140

스플린트

3
CHAPTER

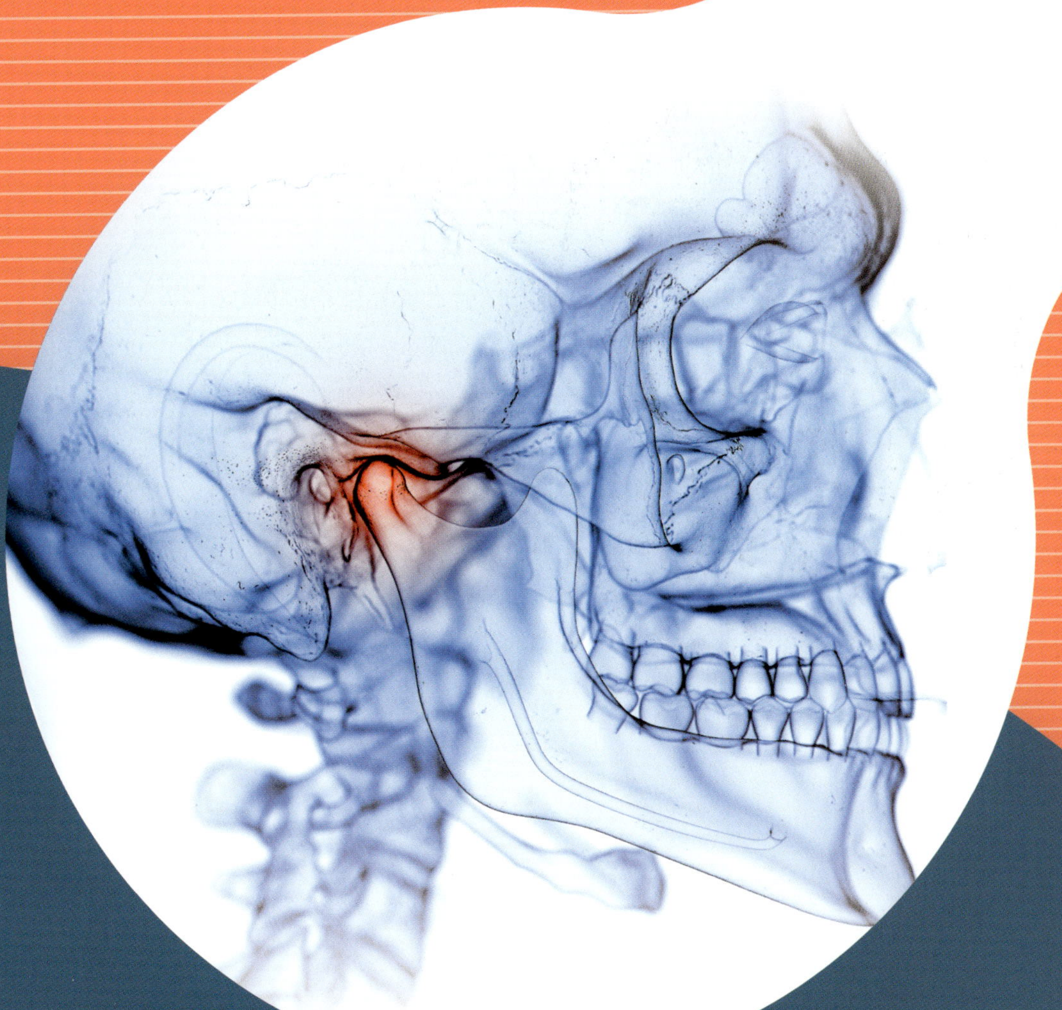

스플린트는 관절에 가해지는 힘을 차단해서 턱관절을 보호해주고 치아교합을 안정적으로 해주어 근육을 이완해주는 효과가 있다.

- 관절보호 효과: 과다한 교합력이 관절원판, 원판후조직, 하악과두와 하악와를 압박하는 것을 차단해서 턱관절을 보호해준다.
- 근육이완 효과: 교합간섭, 조기접촉 및 교합의 불균형을 차단해서 근육의 긴장을 풀어주고 근육통을 없애준다(muscle relaxation).

스플린트 착용기간

① 증상 해결기간(1~2개월): 통증이나 개구장애같은 증상이 사라질때까지는 24시간 착용한다.
② 회복기간(1~2개월): 증상이 사라지고 나면 저녁식사 후부터 다음 날 아침까지 12시간 착용한다.
③ 유지기간(평생): 밤에 잘 때 8시간씩 일주일에 3~4번 착용해서 재발을 방지한다.

1 스플린트 종류

1) Stabilization splint

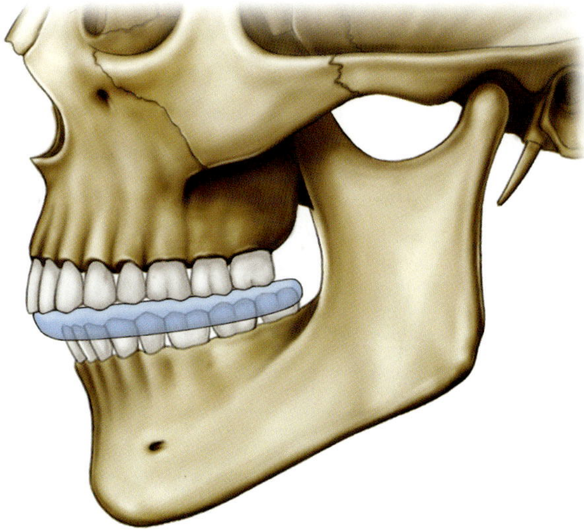

그림 3-1. Stabilization splint. 상악: Michigan 스플린트, 하악: UCLA 스플린트. 균등한 치아접촉을 부여함으로써 조기접촉이나 교합간섭을 제거해서 악위를 안정시킨다.

2) Repositioning splint

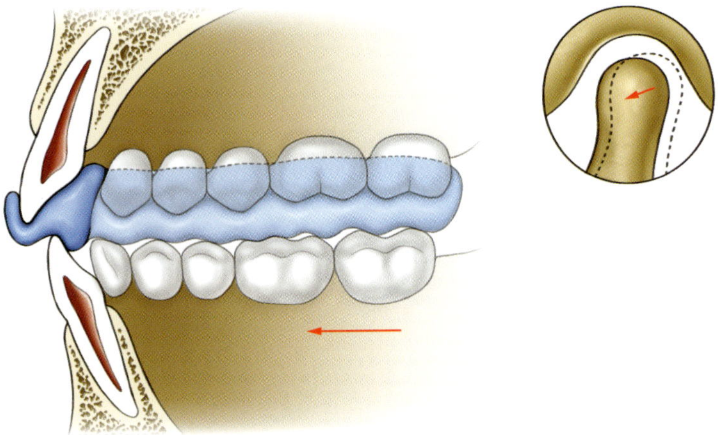

그림 3-2. Repositioning splint. 관절원판이 전방 변위된 경우에 하악을 전방위치시켜서 하악과두와 관절원판의 위치를 맞춰주기 위한 스플린트.

3) Relaxation splint

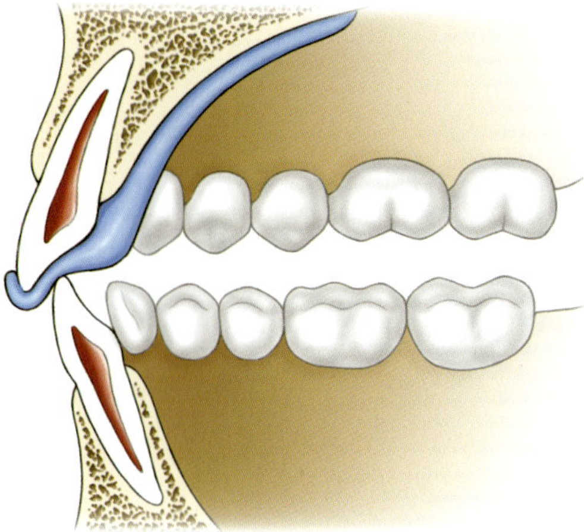

그림 3-3. Relaxation splint. 상악 전치부만 덮고 구치부 치아접촉은 안되게 함으로써 폐구근을 이완시켜 준다. 개구장애 환자에서 사용한다.

4) Pivot splint

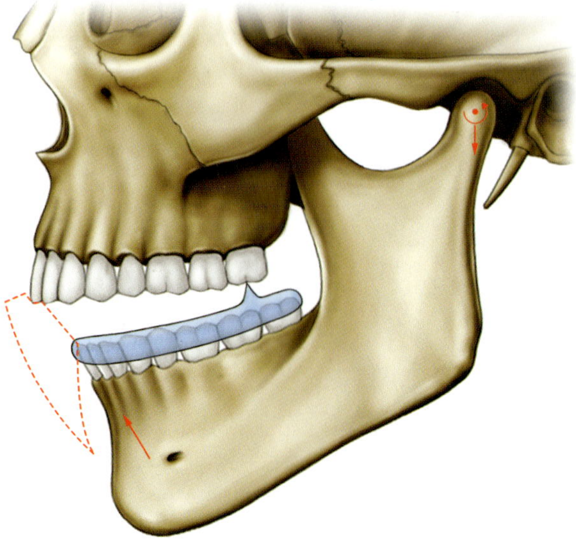

그림 3-4. Pivot splint. 최후구치부에 돌기를 주어 지렛대 원리로 과두를 하방으로 유도하려는 스플린트. 개구장애 환자에서 사용하나 추천하지 않는다. 효과가 의문이고 구치부가 압박을 받아 통증이 발생할 수 있다.

5) Bite splint

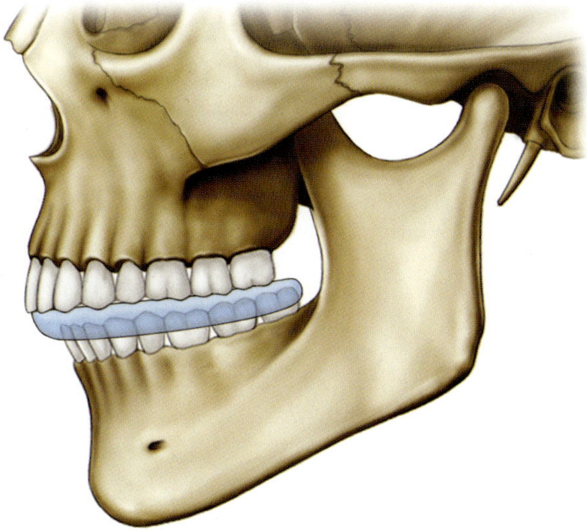

그림 3-5. Bite splint. 저작용 스플린트. 스플린트 교합을 중심교합뿐만 아니라 측방교합까지지도 자연치와 같게 만들어 주어서 스플린트를 끼고 식사를 할 수 있다. 새로운 교합위를 부여할 경우 시험적으로 일정기간 동안 사용한다. Full mouth rehabilitation(FMR) 환자에서 임시단계로 사용한다.

Stabilization 스플린트

저자는 상악 스플린트는 사용하지 않고 거의 전부 하악 스플린트를 사용한다. 하악 스플린트는 UCLA splint라고도 부른다. 상악 스플린트(Michigan splint)보다 하악 스플린트의 장점이 더 많다.

- 하악 스플린트의 장점
  - 편안하다.
  - 심미적이다.
  - 발음이 좋다.
  - 유지력이 좋다.

저자는 주로 stabilization splint를 사용하며, 개구장애가 심한 환자에서는 초기에 relaxation splint를 만들어준다. 증상이 개선되지 않을 경우엔 bite splint를 사용한다. Repositioning splint나 pivot splint 등 기타 splint는 사용하지 않는다.

2 스플린트 제작과정

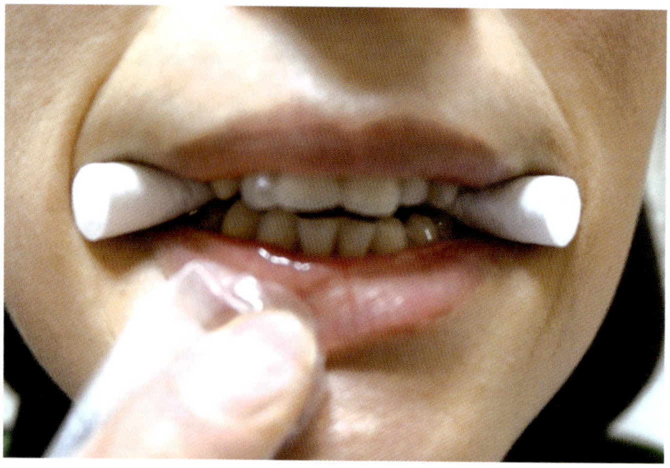

그림 3-6. Bite registering material이 들어갈 공간을 확보하기 위해 #4, 5 치아 부위에 cotton roll을 물린다.

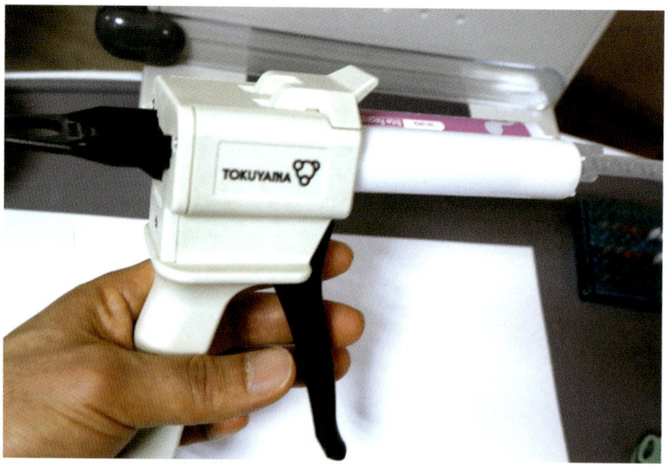

그림 3-7. Bite registering material.

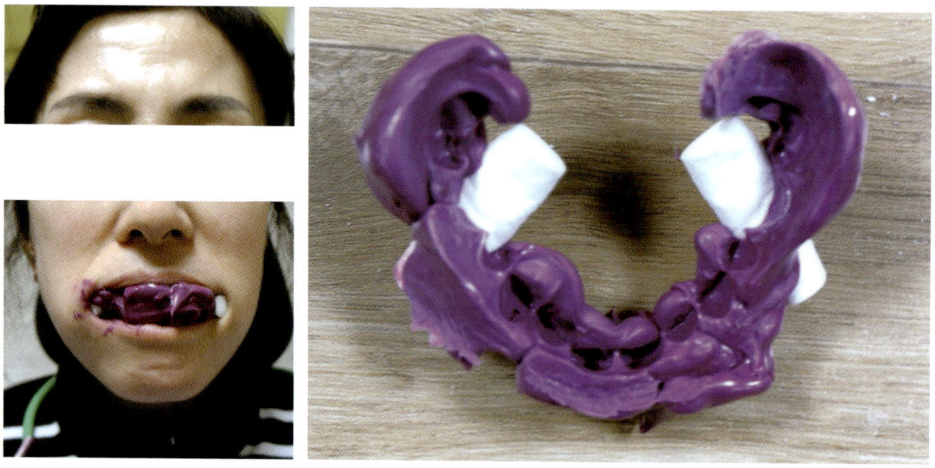

그림 3-8. Bite registering.

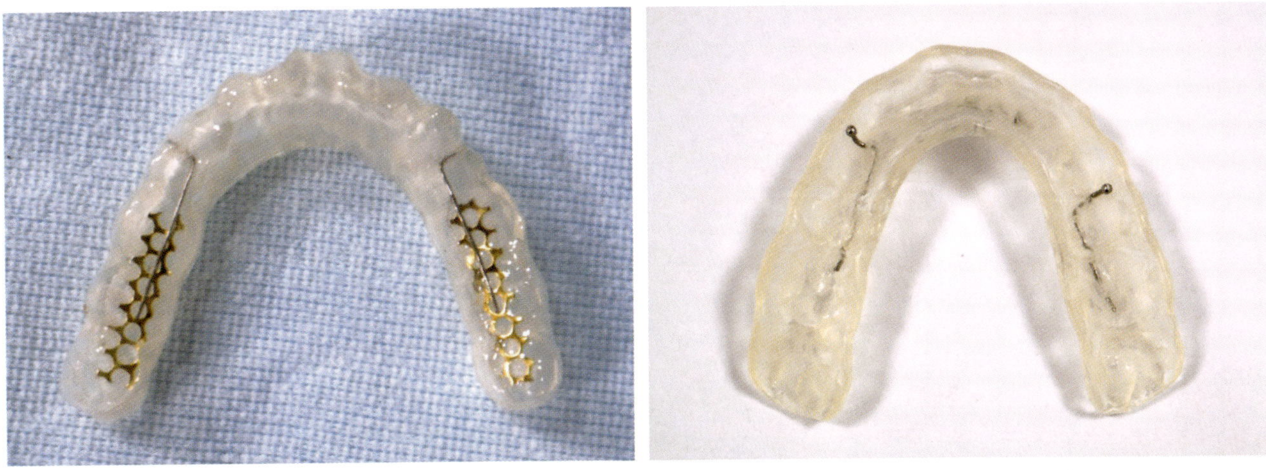

그림 3-9. 기공소에서 제작해온 스플린트 원형. 유지력을 위해 ball clasp를 달았고, 파절방지를 위해 구치부에 metal mesh를 삽입하였다. 전치부는 교합이 되고 구치부는 레진을 올릴 공간을 남겨두었다.

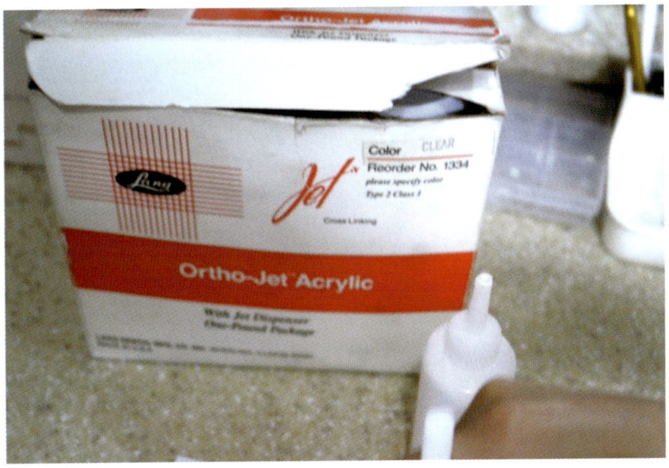

그림 3-10. 구치부에 첨가할 교정용 레진.

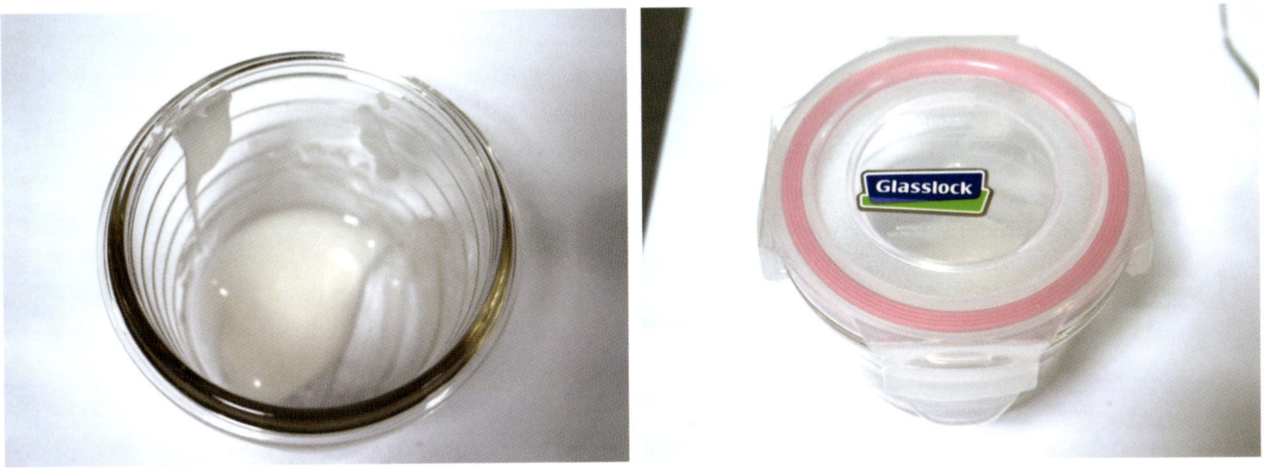

그림 3-11. 레진 powder와 liquid를 혼합한 후 liquid가 기화되는 것을 방지하기 위해 뚜껑을 덮어놓는다.

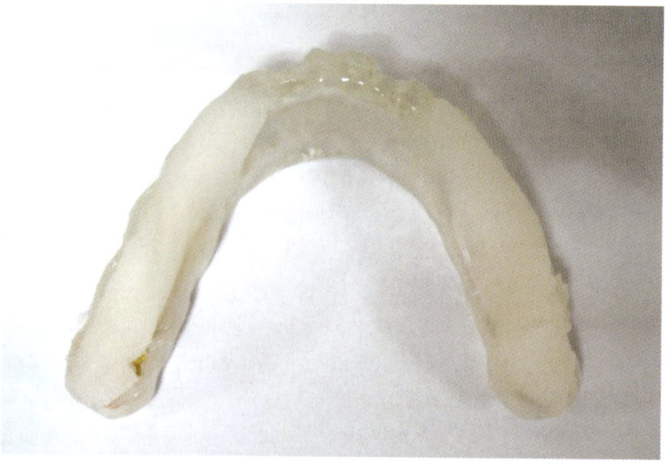

그림 3-12. Dough stage 레진을 원본 스플린트의 구치부에 첨가한다.

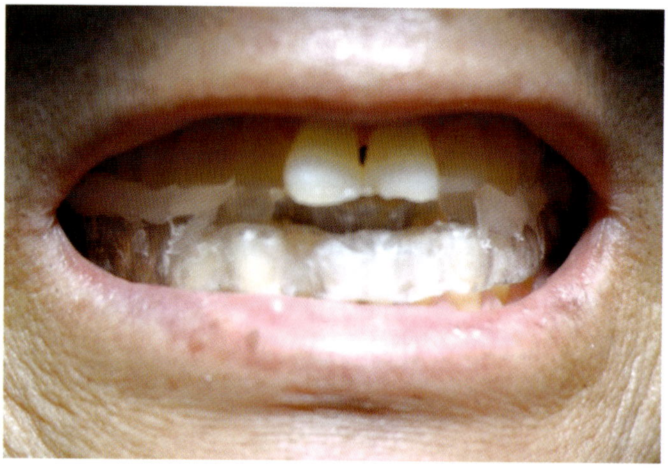

그림 3-13. Dough stage 레진을 원본 스플린트의 구치부에 첨가한 후 구강 내에 넣고 중심교합, 측방운동을 한다.

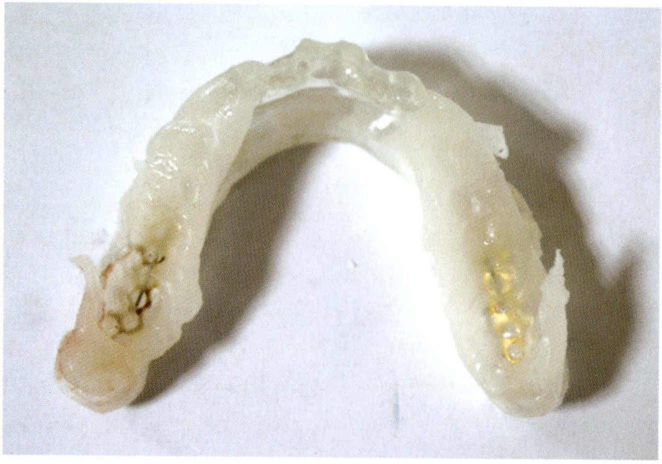

그림 3-14. Dough stage 레진을 원본 스플린트 구치부에 더한 후 구강 내에 넣고 중심교합과 측방운동을 한 후 꺼낸 모습.

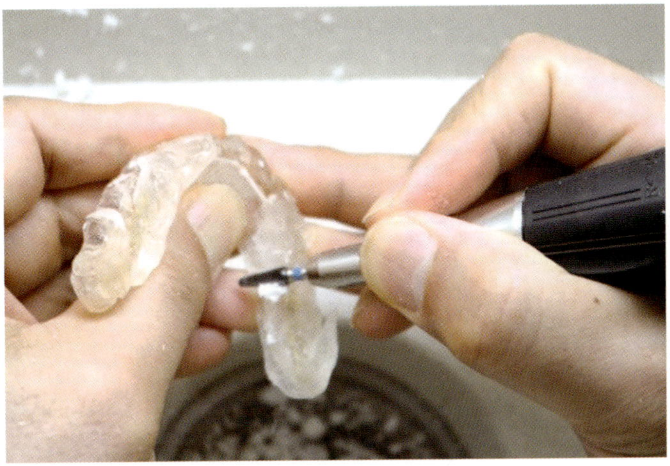

그림 3-15. 집진기 안에서 스플린트를 조정한다.

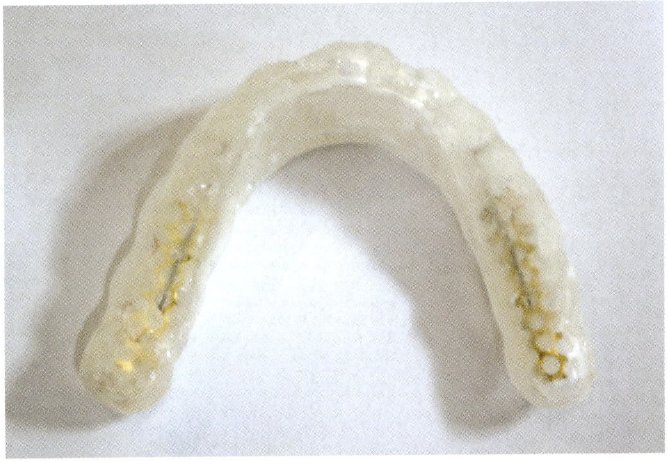

그림 3-16. 스플린트 교합조정. 집진기 안에서 조정된 스플린트. 이젠 교합조정을 한다.

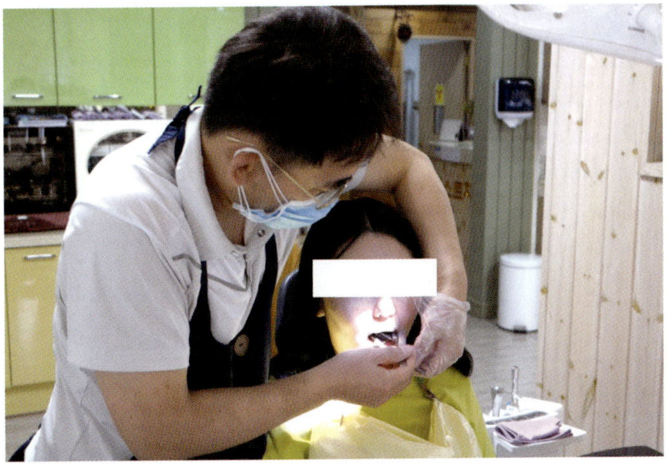

그림 3-17. 스플린트 교합조정은 선 자세에서 시행한다. 누워서 교합조정을 하면 하악이 뒤로 밀리게 된다.

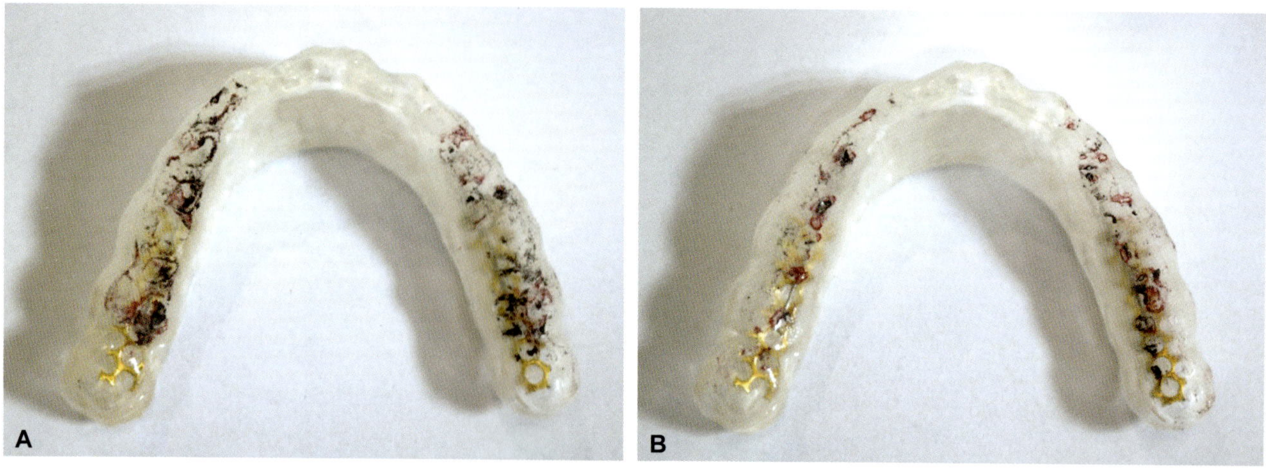

그림 3-18. 1차(A), 2차(B) 교합조정. 검은색이 중심교합이고 빨간색이 측방교합이다. 견치와 구치의 중심교합만 남기고 측방 교합점은 없앤다. 전치부는 중심교합때 가볍게 닿고 전방운동 시에는 전부 닿는다.

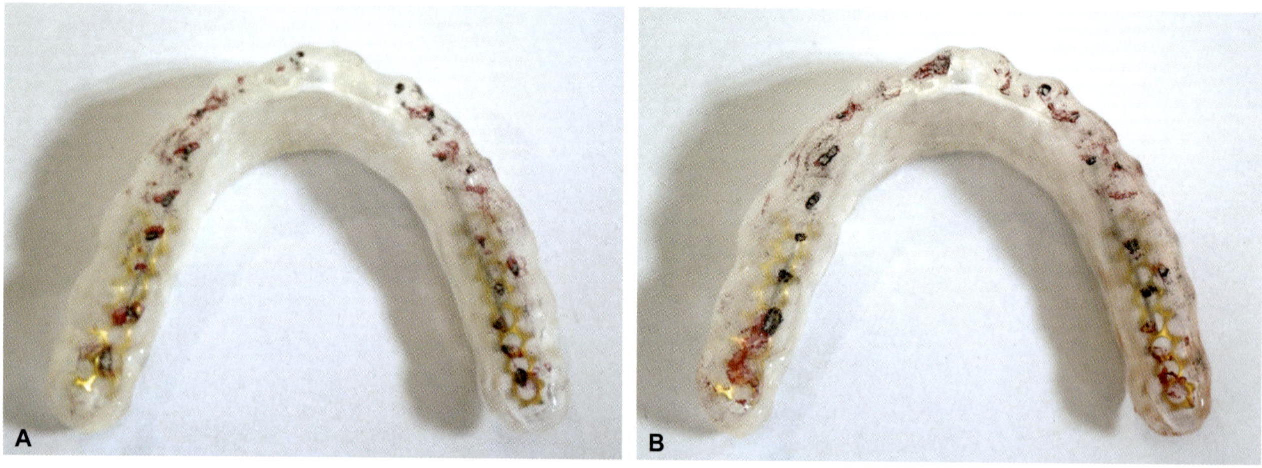

그림 3-19. 3차(A), 4차(B) 교합조정.

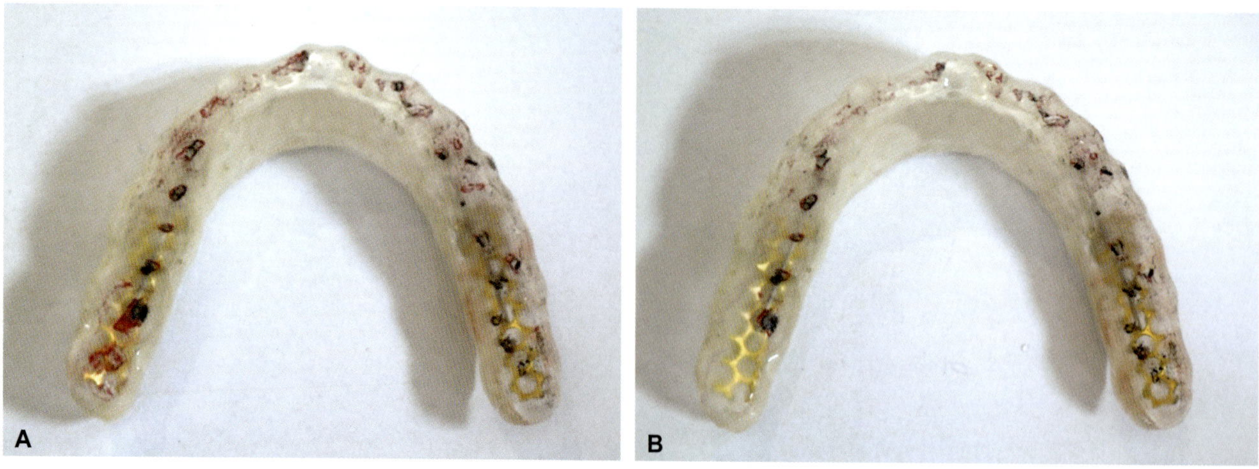

그림 3-20. 5차(A), 6차(B) 교합조정.

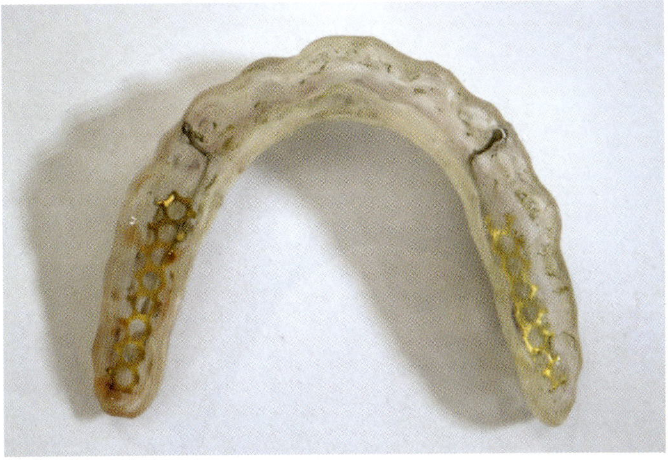

그림 3-21. 스플린트 내면.

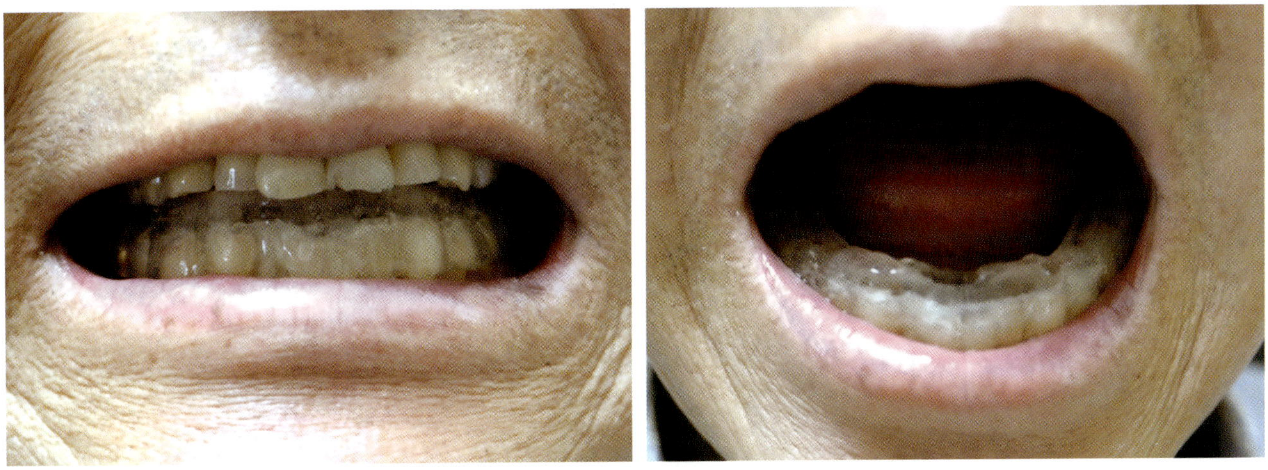

그림 3-22. 환자에게 하악 스플린트를 setting한 모습.

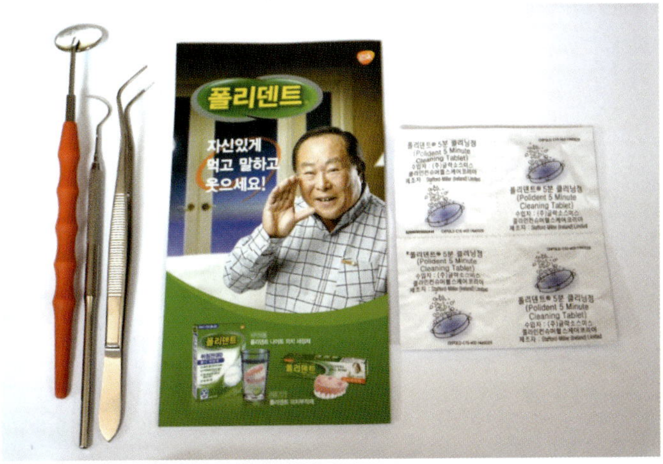

그림 3-23. 스플린트 유지관리. 스플린트 세정을 위해 의치세정제를 사용하도록 한다.

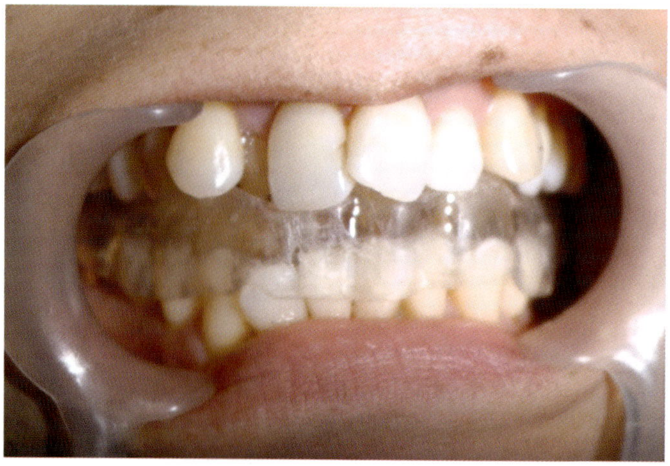

그림 3-24. Crowding이 심한 환자에서 스플린트를 setting한 모습.

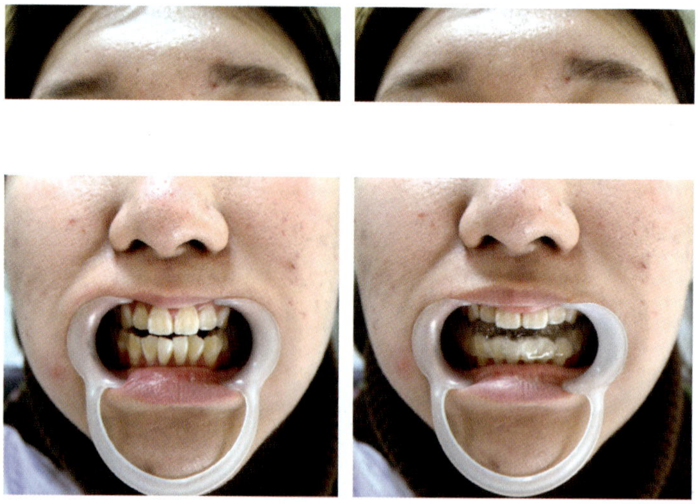

그림 3-25. Class III 환자에서의 하악 스플린트를 setting한 모습.

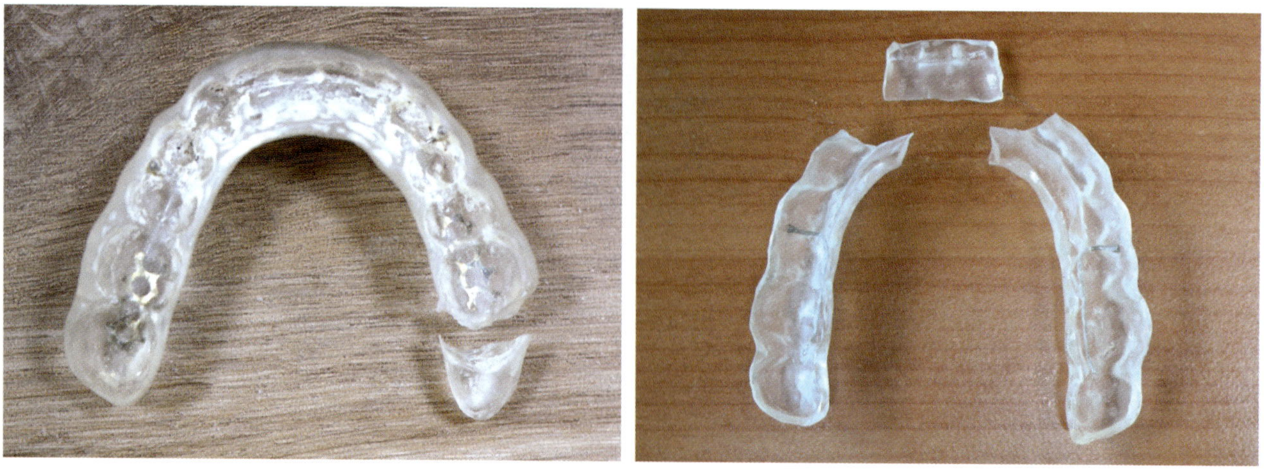

그림 3-26. 스플린트 repair. 교정용 레진을 이용해 repair 해준다.

보톡스 4

CHAPTER

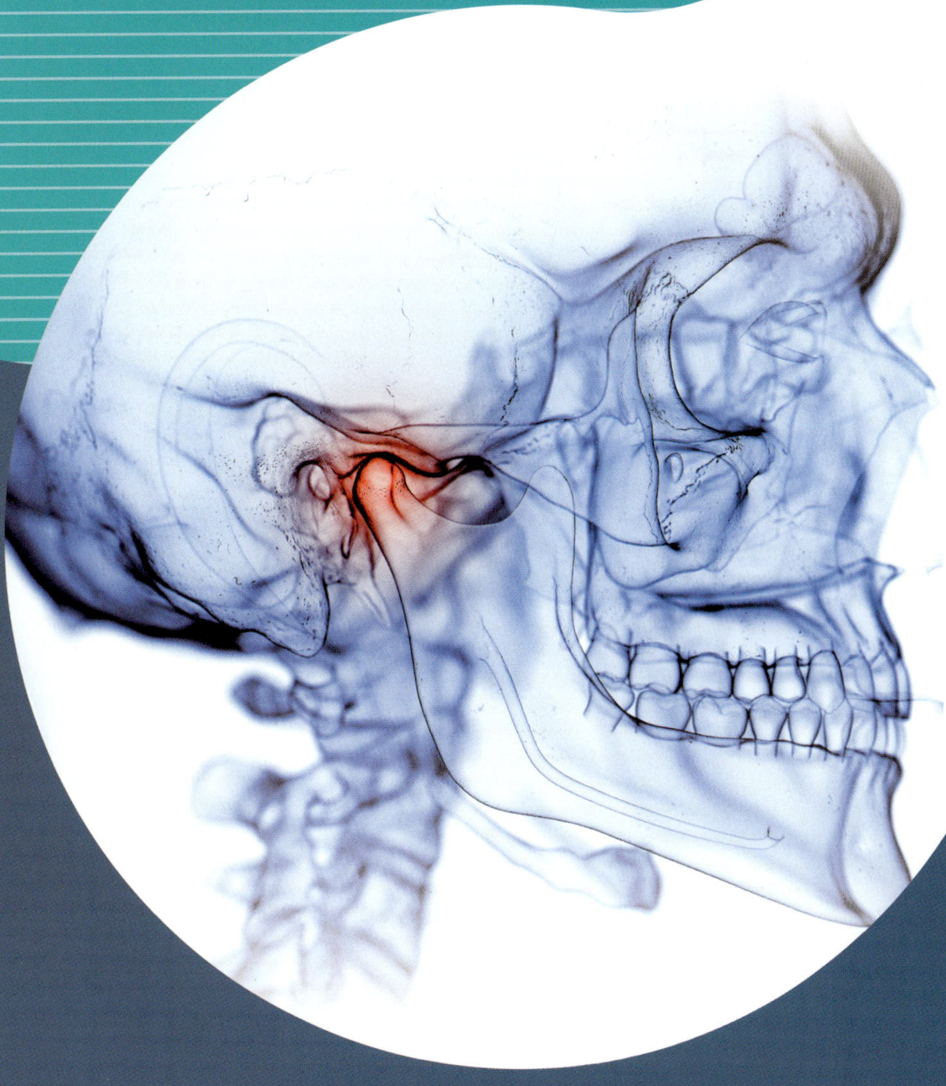

요즘 심미적 목적으로 널리 사용되고 있는 botulinum toxin(이하 보톡스)은 본래 근육을 이완시킬 목적으로 개발된 것이다.
치과에서 저작근에 보톡스를 주사하면 저작력을 20~30% 감소시킬 수 있으므로 과다저작력으로 인해 생긴 여러 증상들을 개선할 수 있다.

1 과다교합력에 의해 생기는 증상들

- 치아파절
- Cervical afraction
- Crack tooth
- Deep bite
- 치아동요
- 치은열개(dehiscence)
- 정중이개(diastema)
- Torus(상악, 하악)
- 전반적인 치아 시림
- 어금니가 얼얼함
- 이갈이
- 이 악물기
- 교근발달, 사각턱
- 긴장성 두통
- 두경부 통증
- 턱관절 활막염, 골관절염

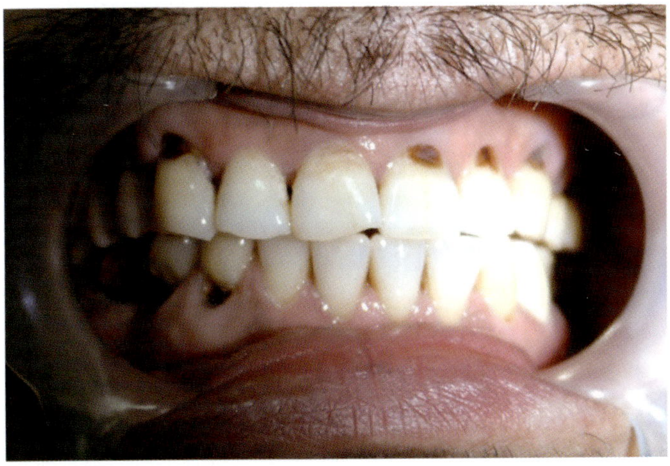

그림 4-1. 과다교합력으로 인해 치아마모와 cervical afraction이 심하게 발생하였다.

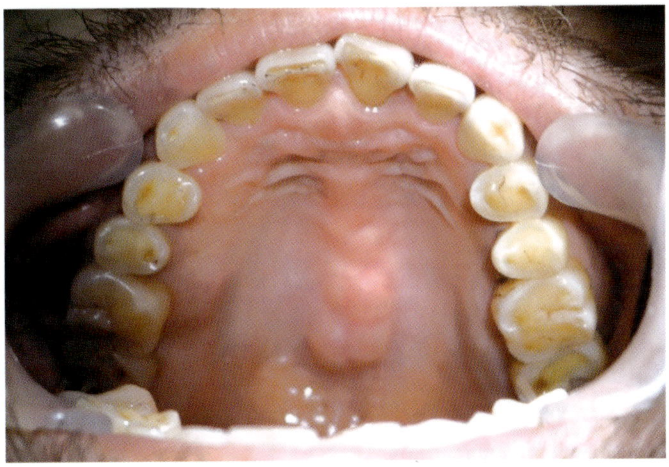

그림 4-2. 과다교합력으로 인해 치아마모와 함께 상악 구개부에 골융기(torus)가 발생하였다.

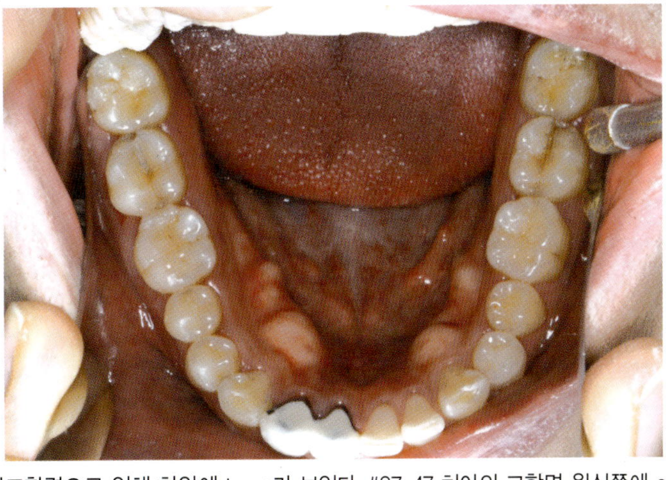

그림 4-3. 과다교합력으로 인해 하악에 torus가 보인다. #37, 47 치아의 교합면 원심쪽에 crack도 보인다.

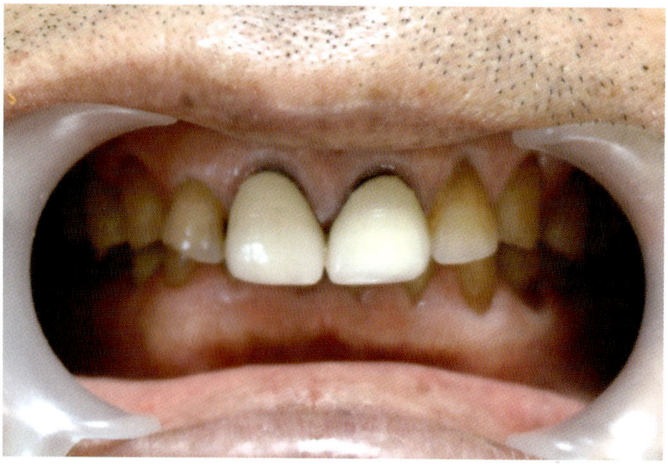

그림 4-4. 과다교합력으로 인해 치아마모가 발생해 교합고경이 낮아져서 전치부 deep bite가 보인다.

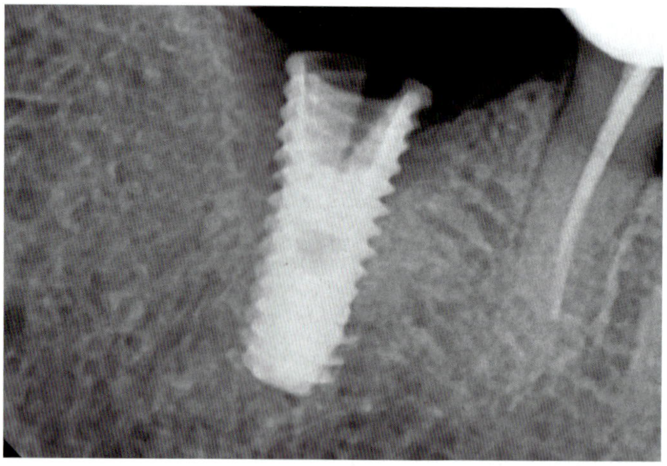

그림 4-5. 과다교합력으로 인해 implant fixture의 neck 부위가 파절되었다.

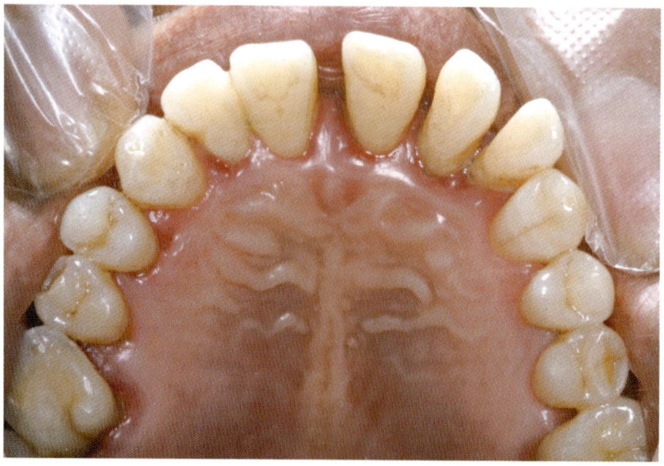

그림 4-6. 과다교합력으로 인해 상악 전치부 치아가 이동하여 정중이개가 발생하였다. 교합간섭으로 인해 #15, 25 치아의 협측교두가 파절되어 있다.

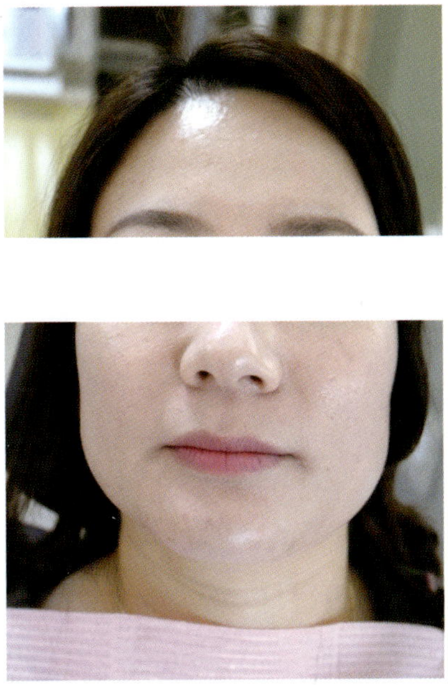

그림 4-7. 과다교합력으로 인해 교근이 발달하며 사각턱이 되었다.

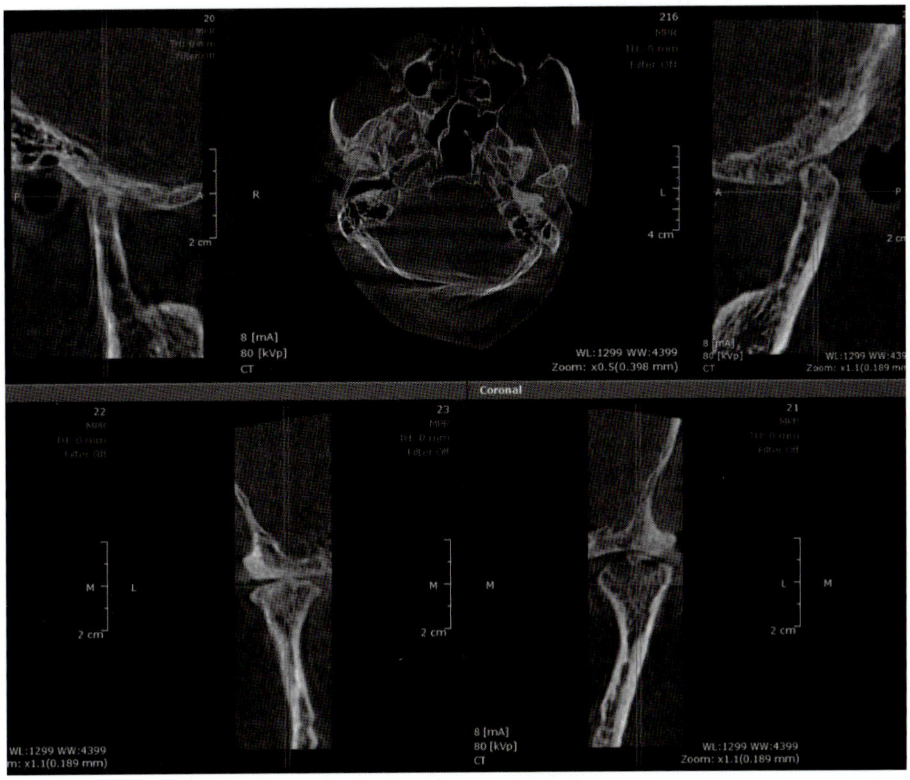

그림 4-8. 과다교합력으로 인해 오랜기간 동안 턱관절이 압박을 받아 골흡수가 진행됨으로써 턱관절에 퇴행성 골관절염이 발생했다.

2 보톡스 치과임상

- 전반적인 치아 시림 개선
- Cervical afraction 충전 후 탈락 방지
- 이갈이 개선
- 이 악물기 개선
- 치아파절 예방
- Crack tooth 예방
- 치간고정 시술 후 저작력 감소
- 어금니가 얼얼한 경우 증상 해결
- 긴장성 두통 개선
- 턱관절 활막염, 골관절염 환자 증상 개선
- Gummy smile 개선
- Smile line 개선

1) 시린 이

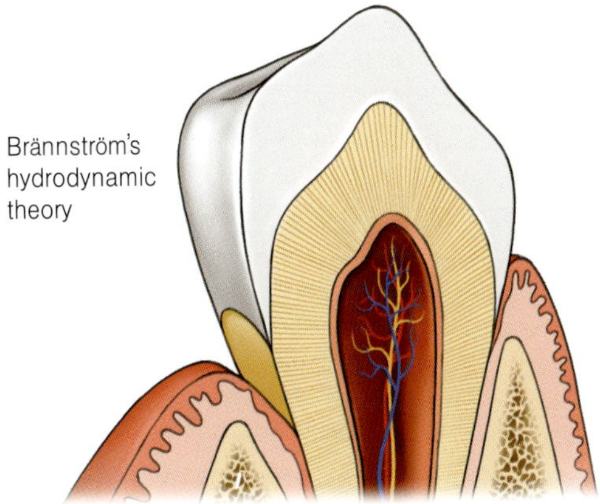

그림 4-9. Bränström's hydrodynamic theory. 치아에 heat, cold, air, pressure가 가해지면 상아세관 내에 dentinal fluid의 이동에 의해 과민증상이 나타나 치아가 시린 증상을 느낀다. 보톡스로 저작력을 줄여주면 시린 증상이 개선된다.

환자 33 54세 남성. 전체 치아가 시림

보톡스 치료 후 과다교합력이 줄어들어 치아의 시린 증상이 사라졌다.

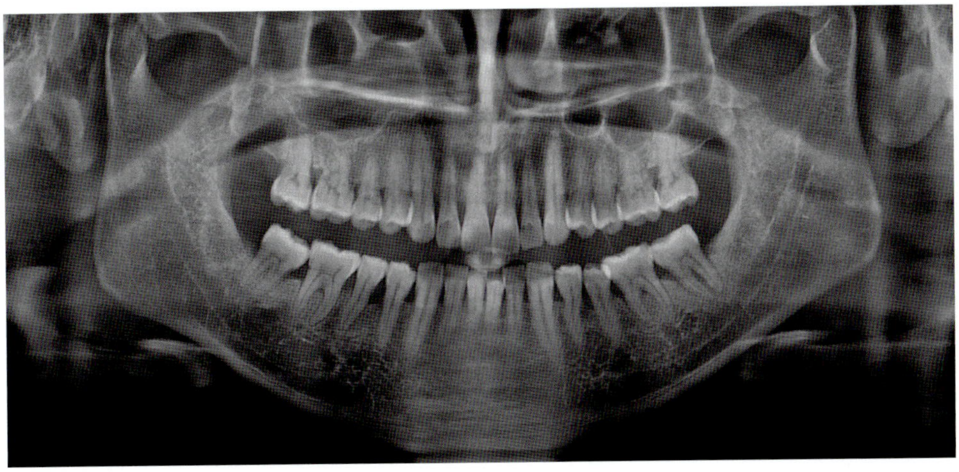

그림 4-10

2) 이갈이(Bruxism)

이갈이는 치아마모, 치아 시림, 두통, 목·어깨 통증, 턱관절 통증 등을 발생시킨다. Night guard + 보톡스 치료(교근 50unit + 측두근 50unit)를 한다.

Night guard는 치아와 턱관절을 보호해주고 보톡스는 교근과 측두근의 근력을 줄여서 이갈이 강도를 줄여준다.

환자 34 21세 여성. 광대뼈와 어금니가 얼얼해요

이갈이가 있어서 아침에 양쪽 구치부가 얼얼하다. 아침에 양쪽 광대뼈 밑 부위가 아파서 잠이 깬다(교근의 기시부인 관골궁 부위에 통증을 느낌). 꿈에서 뭔가를 깨무는 꿈을 자주 꾼다.

- 치료: Night guard와 보톡스 치료 후 증상 사라짐

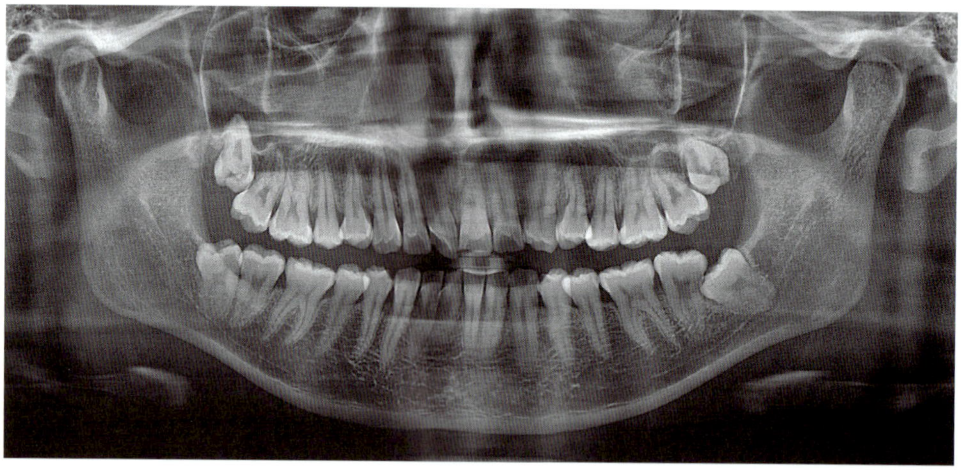

그림 4-11

3 시판되는 보톡스의 종류

한국	• 나보타(대웅제약) • 메디톡신(메디톡스) • 보튤렉스 • 이노톡신
미국	• 보톡스(앨러간)
독일	• 제오민
영국	• 디스포트

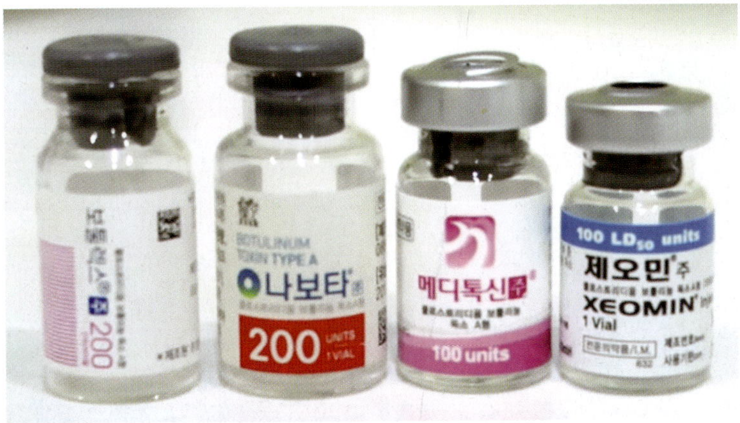

그림 4-12

4 보톡스 기전

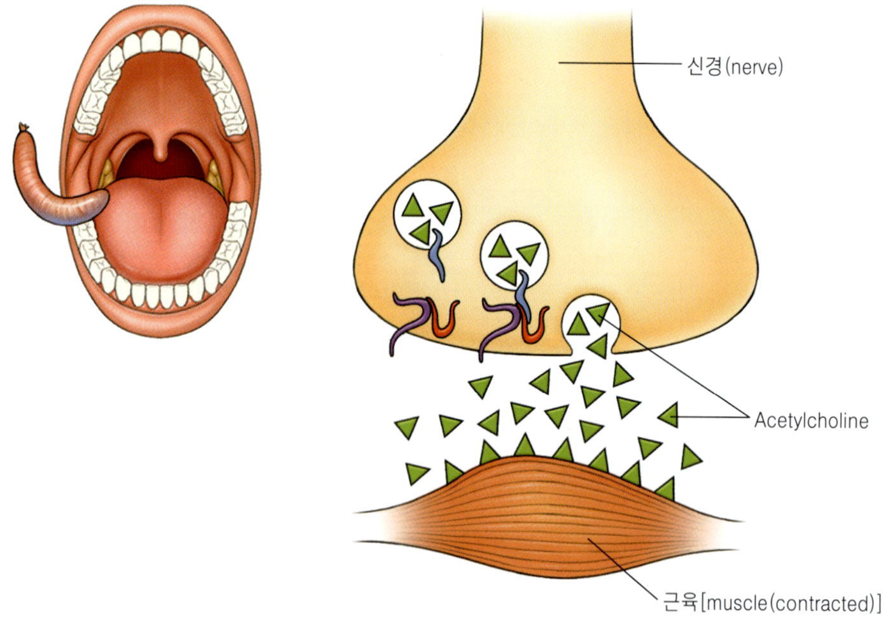

그림 4-13. 근신경접합부(neuromuscular junction)에서 신경전달물질인 acetylcholine 분비를 억제해서, 신경전달이 차단됨으로써 근육이 수축되지 않고 이완된다.

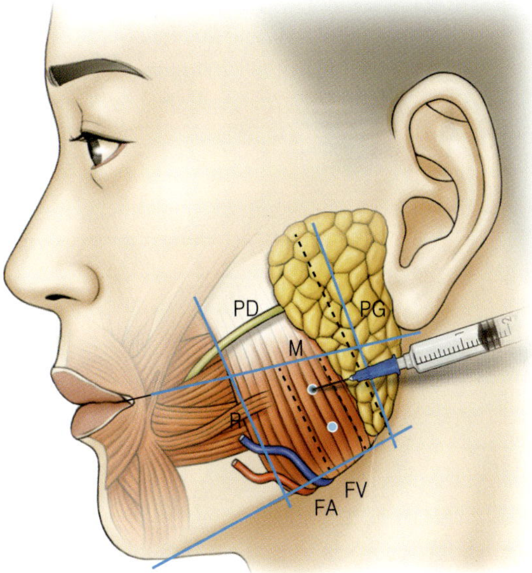

그림 4-14. 교근(masseter muscle). 한 쪽 25U. 앞쪽의 소근(risorius muscle), 뒤쪽의 이하선(parotid gland), 상방의 협신경(buccal nerve), 하방의 안면동맥(facial artery)과 안면정맥(facial vein)을 피해 safty zone 내에 주입한다.

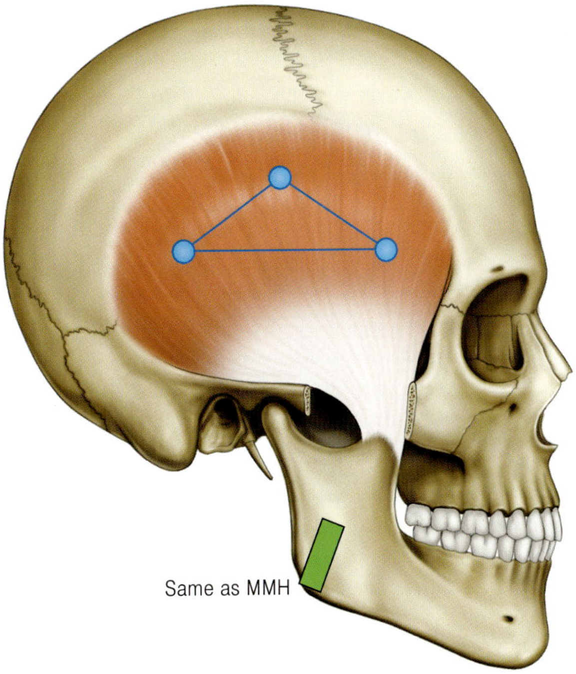

그림 4-15. 측두근(temporalis muscle). 한 쪽 25U. 측두근의 anterior, middle, posterior portion 세 곳에 주입한다.

5 보톡스 주사

- 기본 3회
  - 1차: 오늘
  - 2차: 3개월 후
  - 3차: 4개월 후
  - 3차 이후엔 6개월~1년에 한 번씩 주사한다.

50u 1병	Saline 1mL 0.1mL = 5u
100u 1병	Saline 2mL 0.1mL = 5u

- 보톡스 주사 후 주의사항
  - 3시간 동안 눕지 않는다(약물이 옆으로 흐르지 않도록).
  - 48시간 동안 사우나를 피한다(보톡스균은 열에 약하다).

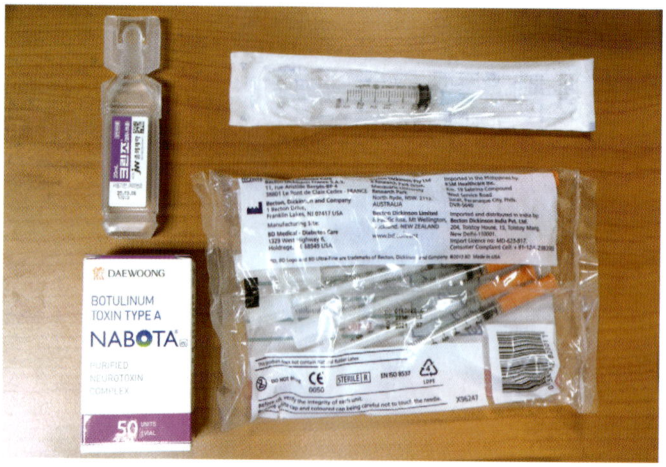

그림 4-16. 보톡스 치료 준비물: Botulinum toxin, 생리식염수, 3cc 시린지, 인슐린 주사기.